Docteur Jean PEYROT
de la Faculté de Médecine de Paris
Membre de la Société de Stomatologie

Quelques considérations sur le fonctionnement des services dentaires dans les hôpitaux

PARIS
ANCIENNE MAISON JOUVE
L. BOYER
15, Rue Racine, 15

1900

A Monsieur oitevin, Mr Audier et leur famille.

Respectueux souvenir

Le 27 novembre 1900

Jean Peyrol

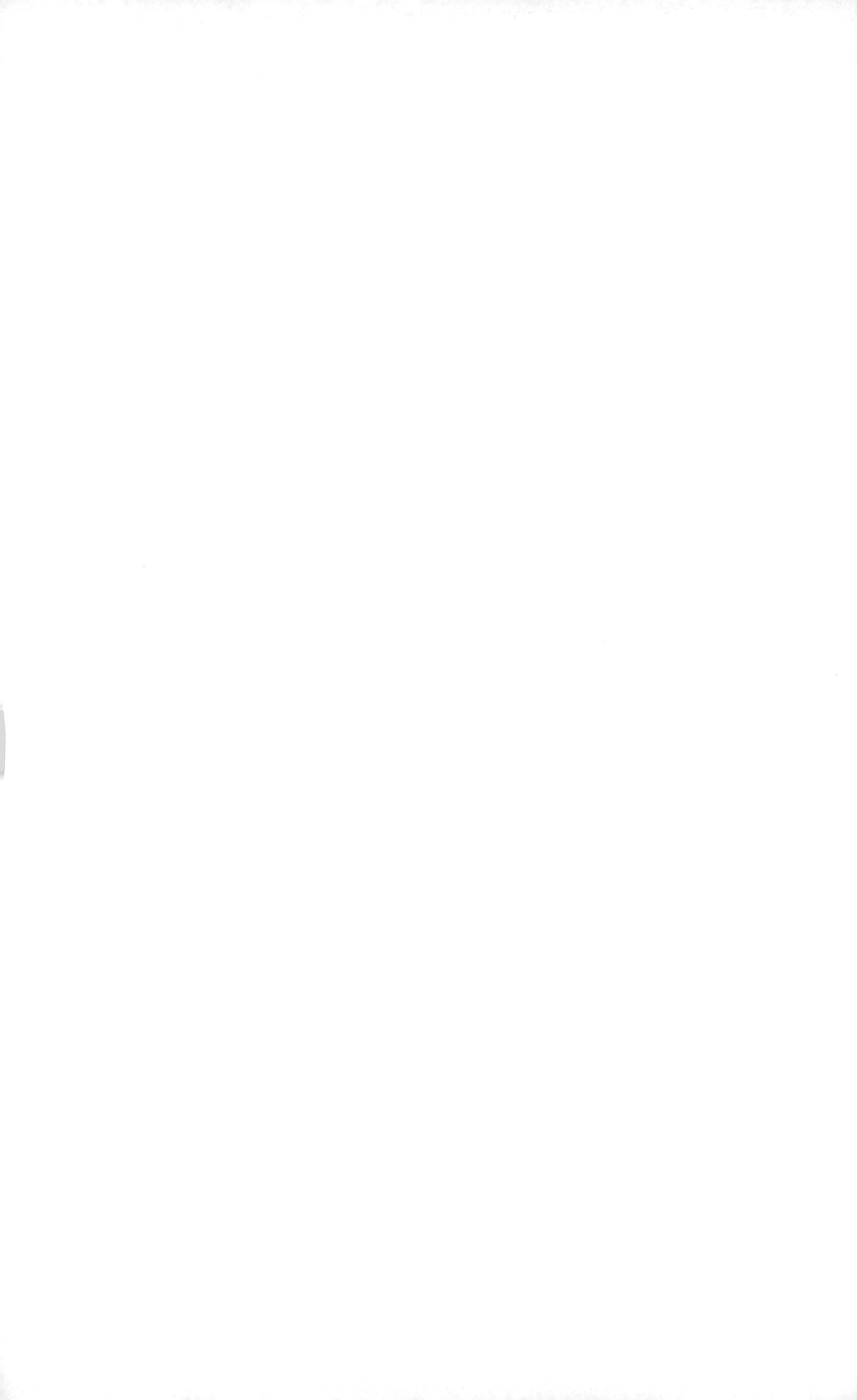

Docteur Jean PEYROT
de la Faculté de Médecine de Paris
Membre de la Société de Stomatologie

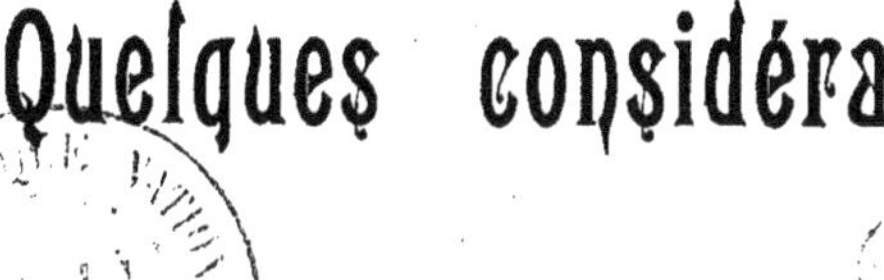

Quelques considérations sur le fonctionnement des services dentaires dans les hôpitaux

PARIS
ANCIENNE MAISON JOUVE
L. BOYER
15, Rue Racine, 15

1900

A LA MÉMOIRE DE MA VÉNÉRÉE
GRAND'MÈRE

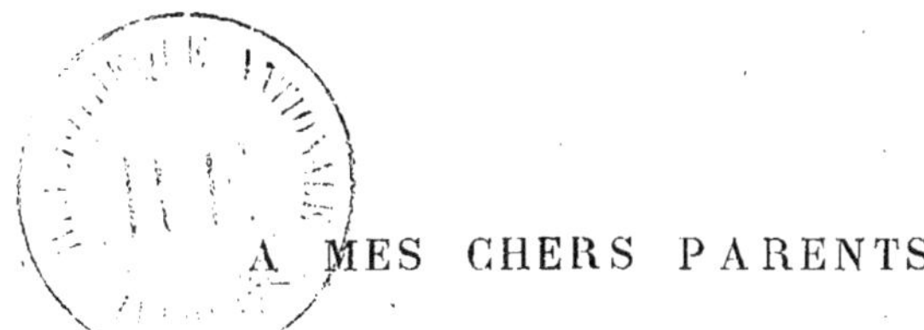

A MES CHERS PARENTS

A MA TANTE

A MON FRÈRE

A MES AMIS

A M. LE DOCTEUR CRUET

Ancien interne des hôpitaux.
Dentiste de l'hôpital de la Charité.
Président de la Société de Stomatologie.

A MES MAITRES DANS LES HOPITAUX

A M. LE PROFESSEUR BROUARDEL

Doyen de la Faculté de Paris
Membre de l'Académie des sciences et de l'Académie de médecine
Commandeur de la Légion d'honneur

QUELQUES CONSIDÉRATIONS

SUR LE

Fonctionnement des Services Dentaires

DANS LES HOPITAUX

INTRODUCTION

Depuis deux années que nous fréquentons les consultations dentaires dans les hôpitaux, nous avons été frappé de voir que les docteurs chargés de ces services, faute d'une installation suffisante, étaient, malgré leurs efforts, bien souvent dans l'impossibilité de donner aux consultants les soins qu'ils auraient voulu leur prodiguer.

Persuadé que ces consultations pourraient être beaucoup plus utiles, notre maître M. le Docteur Cruet, au moment de terminer nos études médicales, nous a vivement engagé à choisir, comme sujet d'études pour notre thèse inaugurale, le fonctionnement des services dentaires dans les hôpitaux.

Pour la clarté de ce travail nous l'avons divisé en six chapitres :

Le premier de ces chapitres, sous la désignation d'avant-propos, est réservé à quelques considérations générales sur l'installation des services dentaires dans les hôpitaux.

Dans le deuxième chapitre, nous avons brièvement exposé l'état dans lequel se trouvaient les consultations dentaires jusqu'à ces dernières années.

Nous avons essayé de montrer, par le troisième chapitre, comment fonctionnent actuellement dans les hôpitaux les consultations dentaires.

Le quatrième chapitre, divisé lui-même en trois paragraphes, montrera peut-être l'utilité des services dentaires :

Au point de vue hospitalier ;
Au point de vue de l'enseignement ;
Au point de vue scientifique.

Dans la cinquième division nous avons indiqué quelles sont les réformes que nous croyons urgentes d'apporter aux consultations dentaires dans les hôpitaux pour assurer leur bon fonctionnement.

Enfin le sixième chapitre est réservé à la conclusion.

Avant de présenter ce modeste travail à la Faculté de Médecine, nous serions bien ingrat si nous n'adressions de sincères remerciements aux maîtres qui nous ont si largement aidé dans nos études. Il y a là pour nous un devoir, mais un devoir agréable à accomplir, car il nous est doux de porter nos regards en arrière, de nous rappeler les maîtres qui nous ont guidé par leur expérience, nous ont aidé par leurs sages conseils et nous ont initié à notre art en nous associant à leurs travaux. Qu'il nous soit donc permis de leur exprimer ici le sentiment de profond dévouement que nous éprouvons en nous souvenant de toutes les bontés qu'ils ont eues pour nous.

Nous croyons devoir renouveler l'expression de notre profonde gratitude aux Professeurs Rigal, Fernet, Dieulafoy, dont nous avons suivi avec tant d'intérêt les visites et les leçons cliniques à l'hôpital Beaujon et à l'Hôtel-Dieu.

Qu'il nous soit permis d'adresser spécialement l'expression de toute notre reconnaissance aux docteurs Lejars, Dalché, Courtois-Suffit, Florand et Launois qui nous ont toujours montré une bienveillance toute particulière, ont guidé nos études médicales par leurs conseils éclairés et nous ont accueilli, avec la plus grande cordialité, chaque fois que nous avons sollicité leur précieux concours.

Mais, si nous sommes redevable vis-à-vis des maîtres qui nous ont dirigé dans l'étude de la médecine générale, nous ne devons pas moins aux stomatologistes distingués et éminents qui ont bien voulu nous initier, nous conseiller et nous diriger dans l'étude de notre spécialité.

M. le Dr Cruet, dont nous suivons la consultation depuis deux années à la Charité, a eu la bienveillance, depuis dix-huit mois, de nous accorder un fauteuil dans son service. Nous avons toujours apprécié sa haute valeur scientifique ; nous lui devons les connaissances que nous possédons dans la stomatologie. En nous donnant le sujet de cette thèse, en nous guidant dans son accomplissement, il a encore augmenté notre dette de reconnaissance envers lui. Qu'il nous soit donc permis de lui adresser tout particulièrement ici l'hommage de notre sincère admiration, l'expression de toute notre reconnaissance et de notre entier dévouement.

M. le Dr A. Bloch, en nous prodiguant à l'hôpital ses conseils éclairés, a acquis notre sincère amitié.

Qu'il nous soit permis également d'adresser nos remerciements aux différents chefs des consultations dentaires de Paris et de Province qui ont bien voulu, avec le plus grand empressement, nous ouvrir leur service et nous communiquer leurs précieux avis sur le sujet que nous nous étions proposé de traiter.

Enfin M. le professeur Brouardel, doyen de la Faculté de Médecine, voudra bien nous permettre de lui adresser l'expression de toute notre gratitude pour l'honneur qu'il nous fait en présidant notre thèse.

CHAPITRE I

Avant-propos

Il se produit depuis quelques temps dans l'organisation des consultations externes des hôpitaux une évolution intéressante, mieux adaptée qu'autrefois aux besoins sociaux.

Crées pour soulager les indigents malades, dont la santé n'exige pas l'hospitalisation, les consultations externes s'efforcent d'assurer aux pauvres de leur circonscription un conseil utile, des soins dévoués et intelligents. Pour que leur but soit complètement atteint, il faut qu'elles cherchent avant tout à être utiles à la classe pauvre, non seulement en lui délivrant gratuitement des ordonnances, mais encore en lui donnant la facilité de venir les prendre, c'est-à-dire en recherchant les moments qui peuvent le moins déranger les travailleurs.

Un ouvrier, parfois père de plusieurs enfants, n'ayant pour assurer la subsistance quotidienne de sa famille que son unique salaire, préférera souvent traiter par le mépris la maladie qui lui sera fatale, s'il doit perdre une demi-journée, la moitié de sa solde, pour recevoir des soins qu'il considère dans ce cas comme un luxe.

Nous nous plaisons à signaler à ce sujet l'heureuse initiative prise par M. le professeur Fournier d'établir des consultations en dehors des heures réservées au travail.

Les consultations externes, qui ne comportaient que la médecine et la chirurgie, embrassent progressivement les diverses spécialités médicales.

Quelques hôpitaux seuls, une ou deux fois par semaine, donnaient aux malades, venus des quatre coins de Paris, des consultations d'ophtalmologie, de laryngologie, etc.

Bien des malades renonçaient à se faire soigner, en raison de la perte de temps, des déplacements souvent coûteux que leur occasionnait la consultation recherchée.

Il était bien peu commode à un malade, habitant Levallois-Perret, par exemple, de se rendre une ou deux fois par semaine à l'hôpital des Quinze-Vingts pour prendre une consultation d'ophtalmologie.

La nécessité de l'établissement des services spéciaux dans chaque hôpital se faisait donc de plus en plus sentir, et c'est pour répondre à ce besoin évident que nous voyons peu à peu chaque établissement posséder un service d'ophtalmologie, de laryngologie, etc.

Parmi les diverses spécialités ayant trait à l'art de guérir, la stomatologie avait été longtemps laissée à l'écart ; elle semblait considérée comme d'ordre inférieur.

Pendant toute sa carrière médicale le Dr Magitot s'est efforcé de faire prendre à cette branche de la médecine la place qu'elle mérite véritablement. Comprenant le rôle que joue en pathologie les différentes affections de la bouche et le secours que leur étude peut apporter à cette science, prévoyant les réformes que nécessitent chaque jour les nouvelles découvertes et les progrès scientifiques, il a tenté de disputer cette spécialité à un certain nombre d'opérateurs, qui, sans aucun titre, sans aucune étude préalable, sans aucune instruction générale ni quelquefois même spéciale, s'en étaient magistralement emparé.

En 1881, au congrès de médecine de Londres, nous voyons une section consacrée à l'odontologie.

En 1890, à la deuxième session du congrès des sciences médicales tenue à Berlin, la 14e section est réservée à l'odontologie.

« Le nombre des médecins adhérents dépasse trois cents ; les réunions y sont extrêmement suivies, tantôt consacrées à la présentation et à la discussion des travaux théoriques, tantôt relatives à des démonstrations d'anatomie normale et pathologique, tantôt enfin occupées par des conférences pratiques ou techniques de médecine opératoire » (1).

C'est dans cette session, que le Dr Magitot, faisant remarquer à l'assemblée combien le titre de section d'odontologie était insuffisant pour l'importance des travaux opérés, proposa de donner dans les sessions

1. *Compte-rendu de la Société de stomatologie*, 1890, p. 103.

prochaines du congrès international des sciences médicales, à la section dite d'odontologie, le titre de section de stomatologie et d'odontologie.

Nous ne sommes donc pas surpris de voir au dernier congrès de médecine, tenu à Paris en juillet 1900, la stomatologie admise pour la première fois officiellement, et prendre en quelque sorte « droit de cité » dans le monde médical.

L'organisation des services dentaires, il n'y a pas lieu de se le dissimuler, est restée cependant fort arriérée dans les hôpitaux de Paris. Dans certains établissements hospitaliers, l'état en est absolument précaire et nullement en rapport avec les progrès de la science.

Le plus souvent, ces consultations dentaires ont lieu dans des salles trop petites, mal éclairées, encombrées pour la plupart. Ces salles sont généralement réservées, à tour de rôle et suivant les jours, aux services de laryngologie, d'ophtalmologie, au massage, au siphonnage, à la vaccination. Nous avons même vu récemment, dans un hôpital du centre, la salle de consultation dentaire servir de salle d'attente aux varioleux que l'on isolait ainsi au risque de contagionner les consultants du lendemain.

Le matériel souvent vieux, usé, en mauvais état est, la plupart du temps, insuffisant et ne permet guère d'opérer que des extractions.

Mais d'une manière générale, c'est le défaut de place l'insuffisance des salles réservées au service, qui s'opposent à une réelle amélioration. Cette amélioration n'est pas compatible avec des locaux qui ne seraient pas exclusivement consacrés à la consultation et aux soins dentaires. C'est la condition primordiale de sécurité et d'hygiène pour le malade, de confiance dans ses soins pour le chef de service.

Avec l'installation actuelle, l'asepsie est parfois impossible à observer, la propreté même du local ne peut être exigée, car l'infirmière ou l'infirmier chargé de l'assurer est distrait de son emploi journalier pour quelques heures seulement. Enfin la nature des soins donnés n'est point en rapport avec les progrès de l'art dentaire.

Au point de vue social comme au point de vue scientifique, le *statu quo* ne peut pas subsister ; il semble de toute nécessité de faire une réforme sérieuse.

Ces séries d'extractions bi-hebdomadaires, telles qu'elles sont pratiquées dans la plupart des hôpitaux de Paris, ne peuvent raisonnablement pas mériter le titre de consultations dentaires et le peuple ne reçoit pas les soins qu'il est en droit d'attendre.

Il nous semble inadmissible qu'un ouvrier, si une dent atteinte de pulpite lui enlève tout repos, soit obligé d'attendre parfois trois jours au milieu de douleurs intolérables pour se faire extraire (quelquefois laborieusement par un élève) la dent qui le fait souffrir. S'il veut se rendre à un hôpital autre que celui de sa circonscription, lui fournissant une consultation à une époque plus rapprochée, son déplacement entraîne des frais, une perte de temps souvent considérable;

l'abandon d'une partie de son salaire, demi-journée ou journée entière, suivant les contrats passés avec son patron. A quoi lui sert alors l'hôpital, puisqu'un dentiste de son quartier lui extraira sa dent pour une somme modique, tandis que le temps qu'il perdra à la consultation gratuite lui occasionnera à la fin de la semaine un déficit d'au moins 3 francs !

Il trouvera facilement, près de son logement ou proche de son atelier, un praticien chez qui l'expérience pourra suppléer, dans une certaine mesure, à l'absence de culture scientifique, et dont les capacités seront certes suffisantes pour pratiquer l'avulsion nécessaire, sans dommages, pour la modeste somme de 1 à 3 francs.

Il est aussi très fâcheux qu'un docteur en médecine, désirant se spécialiser dans la stomatologie, soit obligé d'aller chercher à l'étranger ou dans une école dentaire les connaissances nécessaires à l'exercice de la spécialité qu'il veut embrasser ; cela parce que la faculté de médecine ou les hôpitaux n'offrent point de ressources suffisantes. Pourtant ce ne sont point les matériaux qui manquent. A chaque consultation des malades offrent des cas les plus variés et les plus intéressants. On est bien souvent obligé de les renvoyer, faute d'une installation suffisante pour les traiter.

La faculté de Médecine offre aux étudiants des cours d'histoire de la médecine, elle ne fournit pas à ses élèves de cours de stomatologie.

Il ne manque pas cependant de docteurs spécialisés dans cette branche, possédant une grande valeur scientifique, qui ne refuseraient pas de faire profiter les étudiants de leur science, ni de les guider par leur expérience.

Des services de radiographie sont actuellement admirablement installés à la Faculté de médecine même et dans les hôpitaux.

Il nous paraît inadmissible que l'étude de la stomatologie soit laissée à l'écart et considérée comme de moindre utilité.

M. le docteur Claude Martin nous a montré récemment l'influence heureuse que le docteur spécialisé dans l'art dentaire avait déjà exercé sur cette partie de la médecine qui a trait à la pathologie de la bouche.

« Grâce à leur instruction supérieure, dit-il, des docteurs en médecine spécialisés dans l'art dentaire, ont su approfondir ce petit coin du domaine de la médecine que constituent les maladies de la bouche. Leur attention ne se limita pas aux maladies de l'appareil dentaire ; ils surent reconnaître l'origine de bien des lésions que les dentistes négligeaient parce qu'ils en méconnaissaient la nature et aussi parce qu'elles étaient, à leur sens, du ressort de la médecine. »

« Le médecin spécialisé en odontologie relia ainsi des faits qui paraissent isolés et indépendants, d'une part pour le dentiste ne voyant que la lésion dentaire, d'autre part pour le médecin, non initié aux détails de cette pathologie spéciale et dont l'attention se fixait surtout sur les maladies générales ou les diathèses (1). »

1. Revue d'Odontologie, 30 juin 1900. D. Claude Martin, 557.

Les liens étroits qui unissent la stomatologie à la médecine et à la chirurgie sont donc aujourd'hui suffisamment établis pour que cette spécialité soit enfin comprise dans le cadre hospitalier.

Le domaine de la stomatologie est assez vaste pour qu'on lui consacre dans chaque hôpital un service, des bâtiments spéciaux, un personnel suffisant.

Le temps n'est plus où les seules attributions du dentiste d'un hôpital .consistaient à extraire successivement les dents douloureuses des quelques patients qui se présentaient à la consultation.

Un sentiment plus juste des devoirs du dentiste attaché à un hôpital s'est établi aujourd'hui dans l'esprit de tous ; il ne tient qu'à l'Administration d'accomplir une réforme dont la nécessité s'impose.

Nous nous permettons d'espérer que ce modeste travail signalera cette importante lacune de notre organisation hospitalière.

CHAPITRE II

Historique.

Sans entreprendre l'histoire de l'art dentaire, il nous semble intéressant de connaître quelles étaient les opinions des anciens sur les maladies de la bouche et l'importance qu'ils attribuaient à l'étude de la pathologie et de la thérapeutique des diverses affections qu'elle peut présenter.

Ce qui nous frappe tout d'abord dans l'antiquité, c'est que les médecins seuls exerçaient la thérapeutique dentaire.

« Chez les Grecs, l'art dentaire se développe d'une manière rapide par suite des progrès de la médecine à laquelle il est intimement lié ».

« Chez les Romains, Cornélius Celse consacre des chapitres spéciaux à la thérapeutique dentaire dans ses œuvres ».

Les poètes eux-mêmes nous font voir quel prix les anciens attachaient à la conservation de leurs dents qu'ils considéraient comme le plus bel ornement du visage.

« Salomon, roi prophète et poète, ne nous dit-il pas :

« Tes dents, ô ma bien-aimée, sont blanches et pures comme un troupeau d'agneaux sortant des eaux du fleuve ».

« Ovide, dans l'art d'aimer, prodigue les conseils pour subjuguer les cœurs les plus rebelles, mais il parle de la mauvaise odeur de la bouche comme d'un souffle pestilentiel qui met en fuite les amours. Il recommande aux jeunes femmes qui ont l'haleine forte de ne jamais parler trop près ni à jeûn ».

Conserver les dents n'est bientôt plus le seul souci du médecin, assurer à son client qui les a perdues la faculté de manger et de pouvoir se présenter en public sans devenir la risée de ses amis, préoccupe déjà le praticien ; aussi, au temps d'Auguste, voyons-nous des médecins faire fabriquer des dents en ivoire ou en os et les fixer dans la bouche en les attachant sur les dents voisines au moyen de crins de cheval ou de fils de soie.

« Ces dents étaient fabriquées par des joalliers, des graveurs, des barbiers. Leur prix en était très élevé, aussi le côté lucratif de cette fabrication amena peu à peu ceux qui s'y livraient à s'introduire, sans étude préalable, dans la profession médicale, à entreprendre le traitement des dents et à en pratiquer l'extraction. Peut-être devrons-nous voir là l'origine du dentiste spécial proprement dit » (1).

Le moyen-âge, à part quelques travaux laissés par les médecins arabes sur les maladies de la bouche, ne nous

1. Tiré de « *Notice sur l'histoire de l'Art dentaire* » Lemerle.

offre plus d'intérêt au point de vue médical. Nous voyons peu à peu les empiriques et les charlatans s'emparer de cette branche de la médecine, la science devenant exclusivement le privilège des moines.

A cette époque cependant l'on attachait encore un très grand prix à la dent d'un homme, puisque l'on punissait celui qui brisait une dent aussi rigoureusement que celui qui cassait un bras.

Du jour où nous voyons les empiriques, les charlatans, les chirurgiens-barbiers s'emparer de l'art dentaire, nous voyons du même coup les médecins se détacher peu à peu de la stomatologie.

Des ordonnances ont beau être rendues comme celle de 1311 « pour metttre un terme aux dépravations de certains tire-laine, pseudo-guérisseurs, affublés d'oripeaux et de mires ou d'arracheurs de dents et tirant à la fois les dents et la bourse des gens simples, et enjoindre aux chirurgiens de se pourvoir de maîtrises et de titres suffisants pour exercer la médecine », aucun médecin ne veut plus exercer cette branche de la médecine. Les moines, les barbiers, les charlatans seuls conservent presque exclusivement la pratique de l'art dentaire.

Nous ne sommes point étonnés de voir pendant si longtemps la stomatologie demeurer dans l'obscurité; nous ne sommes pas très surpris, malgré les efforts entrepris depuis le moyen-âge par les médecins célèbres pour ramener à la médecine cet enfant prodigue, de rencontrer au XVIIe siècle, le grand Thomas qu'on appelait indifféremment le gros Thomas par allusion à sa corpulence, dentiste célèbre et en même temps philanthrope, venir à l'Hôtel-Dieu pour y exercer gratuitement son bienfaisant ministère.

Jusqu'à la création des services dentaires dans les hôpitaux, c'était, la plupart du temps, les religieuses qui recevaient les malades du dehors à une sorte de consultation externe où elles arrachaient les dents et pratiquaient l'épilation au moyen de la poix. Du reste, le procédé de l'extraction des dents dit « à la religieuse » est connu. Il consistait à entourer la dent d'un fil que l'on faisait remonter sous la gencive pour l'ébranler peu à peu ; on employait exactement dans le même but des coins de bois que l'on plaçait entre la gencive et la dent ; lorsque celle-ci hochait assez, on l'arrachait.

Dans certains hôpitaux, les garçons de bains, les garçons d'amphithéâtre, s'étaient attribué les fonctions de dentiste ; ils opéraient sans aucun soin, sans même la moindre propreté et souvent estropiaient les malheureux venus à l'hôpital pour y chercher un soulagement. Certains de ces modestes serviteurs avaient, il est vrai, acquis par la pratique un tour de main assez habile pour s'être créé une réputation d'excellents opérateurs, bien établie dans le quartier de l'hôpital. Après la nomination des titulaires des services dentaires, ils firent pendant un certain temps encore une sérieuse concurrence aux dentistes de l'administration.

L'institution du premier service dentaire dans un hôpital de Paris, a eu lieu à l'hôpital de la Charité et remonte à une date indéterminée. Déjà bien avant 1879 on avait autorisé le Dr Delestre à établir une consultation dentaire dans cet hôpital.

Vers l'année 1879, se créent deux nouveaux services dentaires l'un à l'Hôtel-Dieu, l'autre à la Pitié.

Un peu après nous trouvons deux services officiels, à la Maternité et aux Enfants-Assistés ; le Dr Andrieux est l'un des titulaires.

En 1884, sur l'initiative du Dr Bourneville, est créé le service dentaire de la Salpêtrière ; M. le Dr Cruet en est nommé chef de service.

En 1887, on organise de nouveaux services.

En 1889, période de réorganisation ; on divise les hôpitaux en huit groupes avec une consultation dentaire pour chaque.

Enfin en 1891 le nombre des services est porté à 12.

Le Docteur Pietkiewicz avait déjà démandé la création d'un service dentaire à l'hôpital des Quinze-Vingts. (Nous rappellerons à ce propos que l'Hospice des Quinze-Vingts dépend du Ministère de l'Intérieur et que l'organisation de ce service a été indépendante des réformes de l'Assistance Publique). Proclamant les rapports qui existent entre les maladies des dents et l'appareil de la vision, il obtint de l'administration l'établissement d'un service dentaire dans cet hôpital.

Les résultats prévus ne se firent pas attendre.

Le résumé des travaux de la clinique odontologique des Quinze-Vingts pendant l'année 1890, communiqué à la Société de stomatologie par Monsieur le Docteur Lempert, nous en donne le témoignage. 945 malades nouveaux, ont été inscrits sur le registre des entrées, on a donné 3.349 consultations.

« Nous avons, dit le Docteur Lempert, traité :

1° 3373 caries dentaires à divers degrés ;

2° 336 périostites aiguës ou chroniques ;

3° 147 ostéo-périostites séniles ou diathésiques ;

4° 104 anomalies du siège ou de direction ;

5° 128 gingivites ;

6° 7 stomatites mercurielles ;

7° 1 abcès du sinus ;

8° 2 kystes ;

9° 8 nécroses partielles » (1).

L'utilité des consultations dentaires faites d'une façon consciencieuse et éclairée était désormais démontrée. On installa tant bien que mal des consultations dans chaque hôpital et l'on nomma pour la direction de ces nouveaux services des docteurs spécialisés dans l'art de la stomatologie.

Un effort venait d'être accompli pour le bien de tous, nous nous plaisons à le reconnaître, mais il nous semble également indiscutable et nous croyons pouvoir affirmer que cet effort ne sera complet et véritablement utile que si l'administration permet à ces consultations de se tenir au courant des progrès de la science et de s'adapter plus exactement aux exigences sociales.

Les services dentaires hospitaliers devinrent bientôt tout à fait insuffisants. La société médicale des dentistes des hôpitaux, frappée de l'organisation incomplète

1. Lempert. *Compte-rendu de Société de stomatologie*, 1891, p. 97.

des services dans la plupart des établissements, s'est trouvée obligée de réclamer récemment, auprès de l'assistance publique, des assistants chargés de prêter leur concours au chef de service, qui, réduit à ses propres forces, était, dans bon nombre d'hôpitaux, incapable de satisfaire aux besoins d'une consultation chargée.

Dans les hôpitaux de province, comme dans les hôpitaux de Paris, les services dentaires ont été pendant bien longtemps négligés.

Hier encore, les religieuses, les garçons de bain ou d'amphithéâtre, le concierge quelquefois, se chargeaient d'extraire les dents des malades qui se présentaient à la visite. Aujourd'hui dans quelques villes de province un dentiste est attaché à l'hôpital.

Avant de décrire l'organisation actuelle des services dentaires dans les hôpitaux de Paris, il nous a semblé intéressant de montrer, en quelques mots, comment fonctionnent les consultations dentaires dans ces hôpitaux de province; c'est pourquoi, dans ce chapitre consacré à l'historique, nous avons réservé un paragraphe à cette étude.

Lyon

A Lyon, les services dentaires dans les hôpitaux sont encore bien rudimentaires. Cependant depuis deux ans chaque hôpital, l'Hôtel-Dieu, la Charité, la Croix-Rousse, l'Antiquaille a un dentiste spécial. La consultation a lieu une seule fois par semaine, non pas dans une salle spéciale, mais dans une salle de pansement qui est mise à la disposition de l'opérateur *pour une heure seulement*.

L'arsenal des instruments est très limité et l'extraction seule est possible. A chaque consultation, le nombre des avulsions s'élève environ à 50.

Lille.

L'organisation des services dentaires dans les hôpitaux de Lille n'existe pas, même à l'état le plus rudimentaire.

Montpellier.

Les hôpitaux de Montpellier offrent aux malades une clinique dentaire régulièrement établie depuis 25 ans au moins, fonctionnant tous les lundis de 11 heures à midi. Comme partout ailleurs cependant, au dire même du chef de ces services, l'Administration a toujours considéré ce service comme la « cinquième roue d'une voiture ».

Aucun soin préventif n'est donné aux consultants ; comme moyen curatif il ne peut être pratiqué autre chose que l'extraction. Quelques étudiants en médecine assistent aux opérations ; ils opèrent eux-mêmes de temps à autre.

L'outillage se compose : d'un mauvais fauteuil, d'une clef de Garengeot, de 9 daviers, plus d'une sonde ; un seul verre sert à tour de rôle pour le lavage de la bouche de chaque malade.

Le chef de service a demandé à plusieurs reprises un flacon à large goulot contenant une solution antiseptique pour tremper les instruments ; l'Administration n'a pas encore donné satisfaction à sa demande.

Quant à l'entretien de ce maigre outillage, il est confié au premier venu ; il arrive souvent que l'opérateur trouve les instruments sales et maculés de sang, provenant de la dernière séance.

Bordeaux.

Il n'existe pas à proprement parler de services de stomatologie dans les hôpitaux. Une toute petite salle mal éclairée est seulement annexée à cet effet ; un docteur chargé du service opère les extractions avec des instruments qu'il apporte chaque fois.

Toulouse.

A l'Hôtel-Dieu, à l'hospice de la Grâve, aucune salle spéciale n'est réservée à la consultation dentaire qui d'ailleurs « n'existe pas pour le public ». Une trousse de cinq ou six daviers est confiée à un docteur dentiste attaché à l'hôpital. Quand il y a une dent à extraire, ce dernier doit opérer soit sur un lit, soit sur une chaise, dans n'importe quel lieu, « dans la cave quelquefois, aussi bien que dans le premier coin venu ».

Nantes.

Le service dentaire de l'Hôtel-Dieu de Nantes ne fonctionne régulièrement que depuis deux ans (29 juillet 1898). Les consultations ont lieu tous les jours de 11 heures à midi dans une salle qui sert aux consultations de chirurgie, où se fait également d'autres consultations. Un pavillon actuellement en construction permettra bientôt à chaque service d'avoir un local spécial.

Les extractions seules sont opérées avec tous les

modes d'anesthésie locale. Les malades atteints d'abcès dentaires volumineux, ou dont l'état de la bouche réclame des extractions sous le chloroforme, sont hospitalisés dans une salle de chirurgie.

Comme aides, des étudiants bénévoles et un infirmier assistent le chef de service. La moyenne des malades, en plus des malades hospitalisés, est de cinq à six par jour.

Nancy.

A Nancy, au commencement de chaque consultation de médecine ou de chirurgie, l'infirmier chargé du service d'ordre criait à haute voix : « Ya-t-il des dents à arracher ? » et se chargeait le plus souvent de les extraire. Il n'existe du reste pas encore actuellement de service dentaire à l'hôpital.

Limoges.

Dans ce centre ouvrier, il n'y a pas de consultation dentaire à l'hôpital. Un médecin dentiste de la ville est attaché à l'établissement pour les cas qui nécessitent son intervention.

Orléans.

Il y a trois ans encore, à l'hôpital d'Orléans, à toute heure de la journée, lorsqu'un malade se présentait souffrant d'une dent, on sonnait la cloche et l'interne de garde venait opérer.

Actuellement un dentiste de la ville a installé à ses frais une salle de consultation pourvue de tous les instruments nécessaires ; il a établi ainsi un service régulier.

Armée.

Ce n'est que depuis cinq ans que quelques instruments pour soigner les dents remplacent, dans les hôpitaux militaires, l'unique clef de Garengeot de nos ancêtres.

Les infirmeries régimentaires, qui représentent à peu près dans les régiments nos consultations externes, ne peuvent pas assurer à leurs malades de traitement nécessaire pour les maladies de la bouche ; les médecins militaires ne possèdent pour cela aucune instruction spéciale et les soins dentaires sont encore considérés comme un luxe pour le soldat :

Le Dr Baratier dans la *Tribune médicale* s'est élevé avec raison contre cet état de choses (11 Juillet 1900).

Néanmoins un nouvel arsenal comporte quelques instruments destinés aux soins élémentaires du traitement ; nous ne croyons pas inutile d'en donner la nomenclature que beaucoup de confrères peuvent ignorer

Composition des boîtes d'instruments de chirurgie du nouvel arsenal.

ANNEXE N° 1

Boite N° 8. — Avulsion des dents.

N° de Nom.	Dénomination	Prix
61	Boîte vide n° 8.	15.
140	Clef de Garengeot, à pompe, avec manche et 6 crochets dont 2 courbés.	8

169	Davier à manche quadrillé, courbe	3.50
	» » droit.	3.50
207	Fil de platine, longueur de 0,50.	2.50
227	Langue de carpe à courbure longue. . . .	3.
295	Pince courbe pour racines	9.
	Pince droite pour les incisives.	9.

ANNEXE N° 1

Composition des boîtes d'instruments de chirurgie du nouvel arsenal.

BOITE N° 7. — Avulsion et obturation des dents.

20	Alliage pour obturer les dents. . .	15.
60	Boîte vide n° 7.	26.
94	Burin courbe	3.50
95	Burin droit	3.50
117	Chlorure de zinc (0,030 dans un flacon)	0.70
140	Clef de Garengeot à pompe, avec manche et crochets dont 2 coudés . .	8.
169	Davier à manche quadrillé courbe .	3.50
170	» » droit. .	3.50
199	Excavateurs courbes	3 à 3.50 = 10.50
201	Feuilles d'étain (cahier). . . .	3 à 3. = 6.
202	Feuilles d'or non adhésives (cahier n° 4).	1 à 24.
207	Fil de platine (longueur de 0,50).	1 à 2.50
210	Fouloir à pointe cunéiforme). . .	1 à 3.50

211	Fouloir à pointe dentée	1 à 3.50
212	Fraise légèrement conique . . .	1 à 3.50
218	Grattoir légèrement courbe. . .	1 à 3.50
221	Gutta percha petite feuille . . .	1 à 1.
232	Lune à main 1/2 cylindrique courbe.	1.
233	Lune à main » droite.	1.
234	Lune à main plate	4 à 0.50=2.
252	Mercure à 0,230 gr. dans 1 flacon.	1 à 2.25
255	Miroir buccal (petit).	1 à 5.
272	Oxyde de zinc 0,010 dans un flacon.	1 à 2.25
295	Pince courbe pour racines . . .	1 à 9.
301	Pince droite pour les incisives . .	1 à 9.
323	Plomboir	1 à 3.50
		165

CHAPITRE III

Etat actuel.

Cet aperçu rapide de l'état dans lequel se trouvait l'installation dentaire dans les hôpitaux jusqu'à ce jour, va nous permettre d'aborder maintenant l'état actuel des services dentaires.

Nous décrirons le fonctionnement des consultations prises en général, nous donnerons ensuite quelques détails sur quelques-uns de ces services en particulier.

Tous les hôpitaux de Paris possèdent un service dentaire où, deux fois par semaine au maximum, un dentiste, docteur en médecine, nommé par l'Assistance publique, est chargé de traiter les malades qui se présentent à sa visite.

Une salle de l'établissement aménagée à cet usage est mise à la disposition du chef de service pour quelques heures par semaine. Un infirmier ou infirmière, garçon de bain, fille de salle ou de lingerie, déplacé momentanément de son emploi, est chargé d'assurer le fonctionnement matériel du service.

C'est à cet aide que revient le soin de préparer les objets de pansements, faire bouillir les instruments, veiller à ce qu'ils soient en bon état, surveiller les différents médicaments pour les faire remplacer suivant les besoins.

Il doit faire entrer les malades par ordre et assurer la propreté de la salle.

Dans certains hôpitaux, ce soin est confié à l'infirmière, soit de la consultation de médecine, soit de la consultation de chirurgie ; aussi, grâce à la surcharge de ces services, ne sommes-nous point étonnés de trouver des dentistes des hôpitaux réduits à assurer seuls le service médical, le service d'ordre, l'antisepsie des instruments.

La salle de consultation est en général un local que l'on a jugé inutilisable pour les autres consultations, en raison de l'exiguité ou du défaut d'éclairage. Petite la plupart du temps, elle contient un fauteuil de dentiste, un crachoir, un lavabo, quelquefois un appareil à gaz, sur lequel est installé un récipient contenant de l'eau bouillante, destinée à l'asepsie des instruments.

Ces instruments généralement défectueux et insuffisants se composent de daviers, d'excavateurs, quelquefois d'un tour avec quelques fraises en plus ou moins bon état.

Il faut du reste reconnaître que par suite du défaut de personnel ou du manque de certains instruments, le tour ne sert que dans des circonstances exceptionnelles ; la consultation consiste purement et simplement, comme l'avons déjà dit, en extraction, ouverture d'abcès, nettoyages.

La consultation est annoncée à 9 heures. Les malades, pour ne pas attendre trop longtemps et sortir de l'hôpital avant midi, s'empressent de venir de bonne heure, entre 8 et 8 heures et demie ; ils reçoivent un numéro d'ordre qui leur permet d'être introduits à leur tour.

Ils attendent dans une antichambre obscure et quelquefois malpropre, tassés les uns contre les autres sur des bancs, exposés aux courants d'air, d'autres fois dans un couloir ou sous une galerie.

Le plus souvent, il n'y a pas de salle d'attente spéciale pour le service de stomatologie ; les malades attendent dans les salles d'attentes communes aux autres malades de médecine ou de chirurgie, obligés de subir une promiscuité qui peut être dangereuse, une contagion bien inutile.

Le chef, obligé souvent d'assurer le service de plusieurs hôpitaux, arrive quelquefois en retard ; certains sont en effet chargés le même jour, à la même heure, de deux et quelquefois de trois consultations éloignées les unes des autres.

Les aides, lorsqu'ils existent, sont insuffisants ; l'outillage est le plus strict.

Les cas ne sont pas rares où le dentiste d'un hôpital ne peut qu'engager le patient à se faire traiter chez un dentiste, pour conserver un organe dont la suppression donnerait lieu à des troubles fonctionnels ou à une esthétique fâcheuse !

Que va penser alors celui auquel un aussi sage conseil est donné ? Il racontera probablement que les dentistes des hôpitaux sont des incapables, obligés de renvoyer les malades parce qu'ils ne savent pas les soigner, ou bien, ce qui n'est pas plus flatteur, que les dentistes des hôpitaux sont des hommes d'argent qui refusent de traiter les indigents.

Que l'Assistance publique prenne garde cependant, l'esprit du peuple est fertile en généralisations hâtives; le reproche que l'on fait aux services dentaires englobera bientôt l'hôpital tout entier et de là à atteindre l'organisation hospitalière en général, il n'y a qu'un pas.

Ainsi donc, le dentiste des hôpitaux se trouve souvent dans la triste nécessité, ou bien de renvoyer le malade qui vient le consulter sans le soulager, ou bien d'arracher une dent qui pourrait souvent se soigner.

Dans les deux cas, il y a abus de confiance à l'égard du malheureux qui vient à l'hôpital, croyant y trouver assistance : on lui supprime un organe qu'il pourrait conserver, ou bien on l'engage à s'adresser... ailleurs, après lui avoir fait perdre toute une matinée.

Sans parler de la perte du temps énorme causée aux malheureux individus qui attendent leur salaire journalier pour vivre et bien souvent faire subsister leur famille, il y a, au point de vue humanitaire, une lacune choquante qu'il est du devoir de l'Assistance publique de combler.

Cette dernière ne doit pas oublier que son rôle n'est pas d'obéir à un sentiment de pitié causé par la vue d'une maladie, elle doit mettre en pratique les paroles de M. Henri-Charles Monod, son directeur, qui proclama dans son exposition au conseil supérieur, faite dans la séance d'ouverture le 13 juin 1888, que « l'Assistance publique n'est pas l'exercice d'une vertu, mais l'accomplissement d'un devoir de solidarité sociale. »

Un seul hôpital à Paris a le privilège de faire des pièces de prothèse sur la proposition du chef de service avec l'autorisation de l'économe. A l'Hôtel-Dieu, en effet, l'Assistance publique dépense environ *deux cents francs par an « au maximum »* pour la fabrication d'obturateurs, tandis que le crédit accordé, pour la fabrication de bandages, s'élève à la somme de 95.000 fr. et pour celle de bas à varices et de pièces d'orthopédie à la somme de 120.000 fr.

Ces chiffres seuls donnent une idée exacte de l'importance accordée à la prothèse dans les hôpitaux !

Qu'il nous soit maintenant permis de faire une courte tournée dans les établissements hospitaliers les plus importants de Paris et de décrire brièvement, à l'appui des idées précédemment émises, l'installation des services dentaires.

Beaujon.

Les consultations dentaires ont lieu, deux fois par semaine, dans un petit pavillon situé au fond d'une cour dans l'aile gauche des bâtiments.

Divisé en deux pièces à peu près d'égale dimension, ce pavillon suivant les jours et les heures est destiné aux consultations de laryngologie, d'ophtalmologie, de

HOPITAL BOUCICAUT

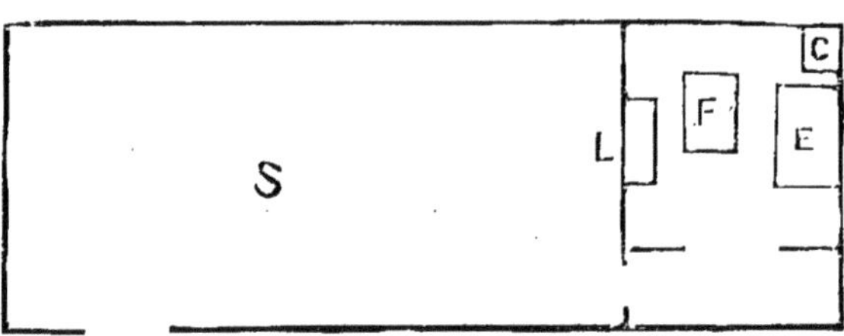

C. Crachoir avec robinet et chasse d'eau. - E. Vitrine à instruments. - F. Fauteuils. - L. Lavabo. - S. Salle d'attente.

stomatologie etc, il sert aussi d'annexe aux services de médecine et de chirurgie. L'une des pièces représente la salle d'attente, l'autre la salle de consultation.

Un fauteuil dans le milieu de la salle, une bibliothèque vitrine placée le long du mur, renfermant à la fois les instruments nécessaires au service dentaire et au service de laryngologie, quelques miroirs à dents, une pince, une série de daviers, une langue de carpe, des pieds de biche, quelques excavateurs, des fraises à main, composent tout le matériel opératoire.

Une table, au-dessus de laquelle se trouve un appareil à gaz, permet de chauffer une poissonnière pour l'asepsie des instruments; une petite fontaine sert au dentiste à se laver les mains.

Un infirmier, à la fois infirmier de la consultation de chirurgie, des consultations de laryngologie, d'ophtalmologie et de stomatologie, est chargé d'assurer le service et de nettoyer les instruments.

L'éclairage de la salle nous semble défectueux, la propreté laisse parfois à désirer. Les soins donnés à la consultation sont à peu près nuls, les extractions seules sont opérées.

Hopital Boucicaut.

L'hôpital Boucicaut est un établissement neuf, luxueusement établi à Grenelle dans un centre essentiellement ouvrier, c'est-à-dire au milieu de gens chez qui l'hygiène la plus rigoureuse de la bouche devrait être scrupuleusement observée. Lorsque nous nous rendons à la consultation dentaire qui n'a lieu *qu'une fois par semaine*, nous sommes pourtant surpris de ne rencontrer que peu de malades à la visite.

Si nous pénétrons dans la salle de consultation nous trouvons bien vite la raison de cette petite fréquentation. Les extractions seules peuvent y être opérées.

Les portes de l'hôpital sont ouvertes jusqu'à 9 heures 1/4 pour les consultants. La consultation commence généralement à 9 heures 1/2. Les malades sont placés dans une salle d'attente spéciale attenant à la consultation externe de chirurgie. La salle de consultation proprement dite est bien éclairée, mais très petite ; elle mesure environ 3 mètres sur 2 m. 50.

Que l'on se représente un si petit local, lorsque l'on y a mis un fauteuil, un lavabo, un vidoir (tout à l'égout), une bibliothèque vitrine et deux chaises; que *l'on place* un malade sur le fauteuil, un second crachant dans le vidoir, l'opérateur à côté du fauteuil, on se fera facilement une idée de l'emplacement qu'il doit rester.

L'instrumentation quoique neuve y est absolument rudimentaire et nous disons même avec regret, en très mauvais état. Elle se compose des instruments suivants : un tour avec quelques fraises, deux miroirs à dents, une pince presselle, une poire à injections, une série de daviers, un pied de biche, une langue de carpe, quatre excavateurs, un fouloir et une spatule.

Que l'on ajoute à cela deux flacons de ciment altéré par le temps et hors d'usage et l'on aura la liste à peu près complète de l'arsenal abandonné au dentiste.

L'infirmière qui est chargée de la consultation

dentaire, doit s'occuper en même temps de la consultation de chirurgie ; il ne lui est pas possible de se prodiguer à la fois dans les deux services, elle reste donc à la consultation de chirurgie et laisse le dentiste se débrouiller comme il le peut.

Nous trouvons aussi bien extraordinaire que dans un hôpital établi avec tant de luxe, avec sous-sols spacieux, lampes électriques tous les 5 mètres, téléphone à chaque couloir, les règles les plus fondamentales de l'asepsie ne puissent pas être observées, pour ce qui touche à la consultation dentaire. Aucune installation ne permet de faire ni bouillir, ni stériliser les instruments ; il n'est même pas possible quelquefois de les essuyer ; les simples compresses manquent le plus souvent à la consultation dentaire. Le dentiste remédie comme il peut à cette défectuosité par le flambage des instruments au moyen de la lampe à alcool ; il supplée au manque de matériel en apportant ses instruments.

Hôpital Lariboisière.

La consultation dentaire de l'hôpital Lariboisière a lieu dans la salle de la bibliothèque. A cet usage, trois fauteuils de dentiste y sont placés, entre lesquels est disposée une table avec les instruments nécessaires aux opérations.

Quoique récemment repeint, grâce aux réclamations faites à plusieurs reprises par le chef de service, le local laisse à désirer au point de vue de la propreté et de l'hygiène ; le plancher est vieux, usé, souvent malpropre.

M. le Dr Rodier, chef de service, a demandé maintes fois à l'administration un appareil pour faire bouillir les instruments qui ont servi et en assurer l'asepsie. Il n'a pu obtenir à la longue qu'un petit fourneau à gaz et une boîte en fer blanc, ancienne boîte de conserves de champignons. Dans un coin de la salle un lavabo permet le nettoyage des mains. Dans un autre coin, un seau avec une cruche contenant de l'eau et un verre sont destinés à permettre aux malades de cracher et de se rincer la bouche.

Il n'y a pas de salle d'attente pour le service dentaire.

Les malades venus pour consulter attendent, exposés aux courants d'air, debout, dans une des grandes galeries de l'hôpital. Les soins des différentes affections de la bouche du ressort de la stomatologie et les extractions sont opérés dans le service ; les plombages sont laissés de côté ou pratiqués seulement par les élèves que ce travail intéresse.

Un infirmier est mis à la disposition du chef de service pendant la consultation.

Charité.

La salle destinée à la consultation dentaire de la Charité est située à côté des consultations de médecine et de chirurgie. Les consultants venus à la visite attendent dans un couloir assez obscur; en contact avec les malades des autres consultations.

HOPITAL DE LA CHARITÉ

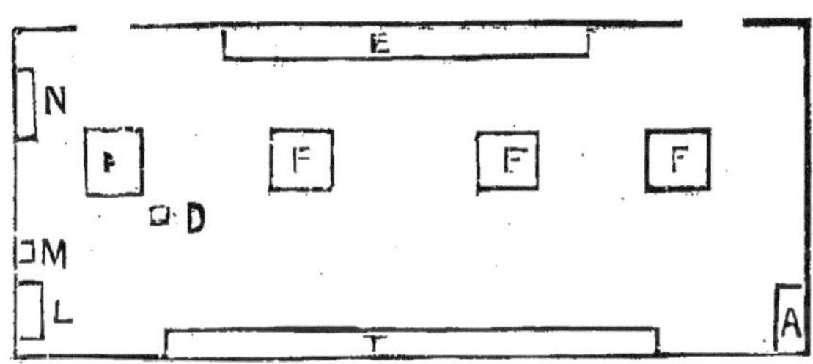

A. Armoire à vêtements. - D. Crachoir table. - E. Armoire à instruments. - F. Fauteuils. - L. Robinet lavabo. - M. Tonneau filtre Pasteur. - N. Fourneau à gaz poissonnière. - T. Table.

La salle de consultation est une pièce d'environ 6 mètres sur 3, elle contient :

4 fauteuils dont 3 avec crachoirs adhérents; une grande et une petite armoire, une table, un robinet d'eau, une tablette sur laquelle repose un appareil à gaz pour permettre de faire bouillir les instruments, enfin une table-crachoir.

L'armoire est destinée après la consultation à placer les instruments et contient avec l'arsenal de réserve quelques pièces anatomiques. Les instruments au cours des séances sont placés en partie sur la table, et, faute de place, en partie sur le rebord d'une fenêtre.

Sur le rebord d'une autre fenêtre sont installées trois cuvettes dans lesquelles les malades viennent cracher et se laver la bouche, gênant ainsi considérablement les abords de l'un des fauteuils.

Que l'on se représente avec un tel état de choses un patient sur chaque fauteuil, 4 ou 5 malades venant de subir une extraction de dent, tassés près d'une fenêtre pour cracher dans des cuvettes ; le chef de service et quatre élèves auprès des fauteuils, une demi-douzaine d'assistants suivant les opérations; par terre, sur le plancher non ciré, une ou deux femmes en syncope, émues par les cris ou la vue du sang et l'on aura le spectacle à coup sûr original, mais déplorable d'une consultation dentaire dans un hôpital du centre de Paris à l'aurore du vingtième siècle.

Si nous envisageons, malgré cette peu commode installation, la quantité et la variété de malades qui se présentent les mardis et les samedis à la Charité, nous constatons que le service de stomatologie y est cependant très suivi et que grâce à l'énergie, à la conscience, aux efforts de son chef, les soins de bouche y sont pratiqués dans toute la mesure du possible. Qu'il nous soit permis à ce propos de témoigner toute notre admiration à notre Maître M. le Docteur Cruet, chef du service de stomatologie de la Charité. Par son exactitude, son dévouement, sa haute valeur scientifique, il a pu, en dépit du local malpropre, trop petit et mal éclairé que l'hôpital lui assigne, en dépit de l'instrumentation défectueuse de l'administration, qu'il a du reste complétée de ses deniers personnels, faire de son service une consultation où l'indigent trouve sûrement un soulagement, un remède à ses misères et où le Docteur et l'étudiant reçoivent un enseignement et des leçons cliniques qui leur permettront peut-être de devenir demain des stomatologistes consciencieux, des dentistes habiles.

Les principaux soins qui se donnent à l'hôpital de la Charité sont :

Nettoyage des dents,

Extractions ;

Traitement des caries simples et compliquées,

Pour les dents de devant, pour les grosses molaires isolées, atteintes de carie du 2e ou du 3e degré, plombage au ciment ou à l'amalgame ;

Traitement des gengivites, des abcès alvéo-dentaires, des fistules d'origine dentaire ;

Traitement des pyorrhées alvéolaires, des stomatites ulcéro-membraneuses, des kystes.

On y pratique en outre fréquemment des réimplantations.

Nous faisons remarquer en passant que le service de la Charité est à peu près le seul où l'anesthésie à la cocaïne soit pratiquée d'une façon régulière ; véritablement, lorsque nous considérons la douleur que fait éprouver au patient une extraction laborieuse, pratiquée bien souvent par un néophyte en art dentaire, nous nous étonnons de ne pas voir l'anesthésie locale appliquée en principe dans tous les services.

L'infirmière attachée au service est ordinairement occupée à la lingerie. Deux jours par semaine jusqu'à midi, elle est distraite de son emploi pour assurer le service matériel et nettoyer les instruments de la consultation de stomatologie.

Nous croyons de notre devoir de faire remarquer que le service de la Charité, le premier service dentaire qui ait fonctionné dans un hôpital, qui a pour chef un ancien interne des hôpitaux, actuellement le doyen des dentistes de l'Assistance Publique au point de vue de la nomination, est un de ceux dont l'installation est la plus mesquine.

Ajoutons que la consultation ne possède aucun appareil d'éclairage et que des épreuves, pour le troisième examen de chirurgie dentaire, ont eu lieu à la lueur des bougies.

Si l'on tient compte de ce qui se fait dans ce service, on ne peut que déplorer l'insuffisance des locaux qui ne permet pas l'installation hygiénique et confortable qui conviendrait pour être en rapport avec l'importance des soins et des opérations qui s'y pratiquent.

Tout à côté de la salle de consultation se trouve une autre salle, séparée par un simple mur, qui conviendrait parfaitement pour agrandir un peu le service.

Les différents dentistes qui se sont succédés à l'hôpital ont successivement demandé à l'Administration de leur donner cette salle ; on leur a toujours refusée sous raisons de convenances administratives.

Il ne faut point s'étonner outre mesure, qu'un service créé depuis près de quarante ans n'ait reçu aucune amélioration, malgré les représentations des titulaires. C'est que l'opinion n'était pas encore persuadée de l'utilité de notre spécialité, et que l'Administration n'a jamais accueilli favorablement des demandes qui ne semblaient justifiées, ni par les exigences du public, qui n'était point encore persuadé de l'importance des soins de la bouche, ni même par les travaux des dentistes qui n'avaient pas encore établi suffisamment les relations étroites qui unissent l'art dentaire à la médecine.

Hopital Saint-Antoine.

La consultation dentaire de l'hôpital Saint-Antoine avait lieu autrefois dans une petite salle obscure et malpropre, située dans les bâtiments annexés du laboratoire de la pharmacie. Grâce à l'importance, tous les jours croissante, des soins donnés dans ce service, l'Administration abandonna à son chef, M. le Dr Gaillard, un local plus spacieux plus propre et mieux éclairé.

La consultation dentaire a lieu actuellement, deux fois

par semaine, dans des salles spécialement affectées à cet usage, situées dans le bâtiment réservé à la consultation externe de chirurgie.

Les malades venus pour consulter, attendent leur admission au fauteuil dans la salle d'attente de la consultation de chirurgie.

Le service dentaire se compose de deux pièces spacieuses, carrelées et proprement entretenues. La première de ces pièces, un peu plus grande que la seconde, contient deux fauteuils de dentiste avec crachoir adhérent réservés aux élèves qui suivent le service. Entre ces deux fauteuils se trouve un lavabo à deux cuvettes avec eau chaude et eau froide pour l'asepsie des mains.

Dans un des coins de la salle sont disposés une prise d'eau avec crachoir et des verres destinés au lavage de la bouche des malades que l'on vient d'opérer; deux armoires, dont l'une sert de vestiaire, sont à la disposition des opérateurs.

La seconde pièce, cabinet du chef de service et de son assistant, contient également deux fauteuils. Dans cette salle, très claire, nous trouvons encore un lavabo-fontaine à proximité des fauteuils, servant au lavage des mains des opérateurs, un appareil à gaz avec bouilloire destinée à l'asepsie des instruments. Sur une tablette, devant l'un des fauteuils sont dressés les instruments nécessaires aux différentes opérations qui ont lieu dans le service.

Enfin une bibliothèque vitrine, contenant avec le matériel de réserve des moulages destinés aux démonstrations à faire aux élèves, sert après la visite à ranger les instruments.

Une infirmière, chargée de l'entretien, de la propreté du service est à la disposition du chef pendant la durée de la consultation. Une porte de sortie, ne communiquant pas avec la salle d'attente, permet aux malades opérés de se retirer sans impressionner ceux qui vont dans un instant être admis au fauteuil.

Les instruments du service dentaire de l'hôpital Saint-Antoine sont en nombre suffisant pour permettre aux opérateurs de donner aux consultants tous les soins que réclame une consultation chargée.

Série complète de daviers, élévateurs, pieds-de-biche, sondes, stylets, excavateurs, tours, fouloirs, etc., etc, sont, en effet, à la disposition de ces opérateurs.

Les extractions seules ne sont pas opérées à la consultation dentaire de Saint-Antoine ; tous les soins que comportent les maladies de la bouche et des dents y sont pratiqués.

Les élèves sous la direction du chef de service et de son assistant, soignent les dents et exécutent les plombages.

Le chef opère lui-même, sous les yeux de ses élèves, les différents cas de redressements des dents et les affections rares qui se présentent à sa visite.

Hotel-Dieu.

La consultation dentaire de l'Hôtel-Dieu a lieu dans un local spacieux situé à côté de la consultation externe de chirurgie. Le service se compose de quatre pièces

HÔTEL-DIEU

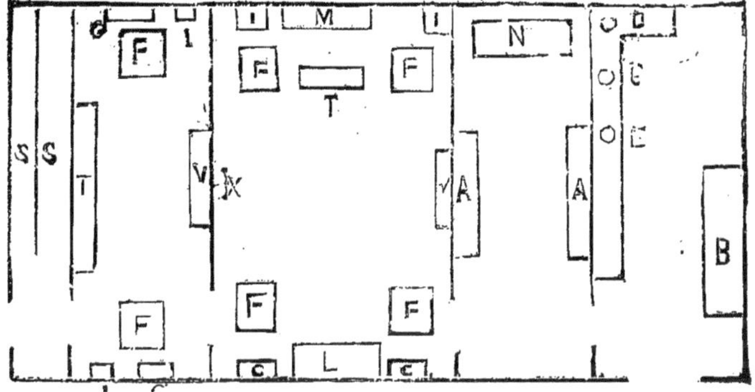

A. Armoire. - B. Armoire à vêtements. - C. Bouilloire. - D. Stérilisateur. - E. Poupinel. - F. Fauteuils. - G. Table crachoir. - I. Meuble à instruments et objets à pansements. - L. Lavabo. - M. Vitrine à instruments. - N. Lit opératoire. - S. Salle d'attente. - T. Table. - V. Vitrine. - X. Tableau noir.

spéciales et d'une salle d'attente divisée en deux compartiments (côté des hommes, côté des femmes).

Les locaux, récemment repeints, sont carrelés selon les derniers principes d'hygiène. Un éclairage suffisant est assuré par de nombreuses fenêtres.

La première salle, cabinet du chef et de son assistant, contient deux fauteuils; en face de chacun de ceux-ci sont placés un crachoir, un meuble avec tiroir pour les instruments, les objets de pansement et les médicaments. Nous y trouvons encore une grande table et une bibliothèque vitrine.

La deuxième pièce, plus grande, contient quatre fauteuils, avec tablettes à instruments et crachoirs, destinés aux élèves qui suivent le service. Sur une table sont placés les instruments préalablement stérilisés ; une armoire et une bibliothèque vitrine permet de les placer après la consultation. Un lavabo à trois cuvettes est à la disposition des opérateurs.

Enfin un tableau noir sert pour les démonstrations à faire aux élèves.

La troisième salle contient une table-lit pour les opérations au chloroforme et permet aux malades de goûter un moment de repos lorsque les opérations qu'ils ont subies ont atténué leurs forces.

Enfin la quatrième et dernière pièce sert pour la stérilisation des instruments. On y trouve pour cet usage une table sur laquelle sont placés un appareil du Dr Poupinel, un appareil à gaz avec bouilloire, un stérilisateur. Une grande armoire située également dans cette salle permet aux opérateurs de ranger leurs vêtements.

Tous les soins que nécessitent les diverses affections de la bouche et des dents sont donnés à l'Hôtel-Dieu, on y pratique les divers plombages, on y confectionne même quelquefois des pièces de prothèse.

Un infirmier est chargé de l'entretien du service. Mis à la disposition du chef le matin de la consultation, il doit assurer le nettoyage, la stérilisation des instruments.

La liste qui suit permet de se rendre compte du nombre et de la variété de ces instruments.

Instruments de l'Hôtel-Dieu.

Armoires mobiles.	4
Bancs	17
Bibliothèques-vitrines	3
Chaises.	16
Coffre	1
Commodes	3
Ecrans en bois	2
Fauteuils couverts en paille	1
» » » bazane	3
Etagères roulantes à tablettes de glace.	2
Tableau noir.	1
Tables ordinaires au-dessous de 2 m.	5
Portes-crachoirs	4
Tabourets	6
Thermomètres	5
Portes-cuvettes en fer	5
Angles droits pour machines à fraiser.	3
Bague à fraiser.	1

Curettes de Holms.	2
Brûloirs (bec Bunsen).	6
Curettes à plombage.	4
Bouteille à mercure	1
Appareils électro-magnétique médical.	2
Boîtes à stérilisation	10
Canules à injections	12
Ciseaux divers de chirurgie	7
Cisailles	1
Clefs de Garengeot	2
Daviers	34
Etuves poupinel.	1
» diverses.	1
Excavateurs	104
Fouloirs	10
Fraises	200
Galvano-cautèré.	1
Langues de carpes.	2
Limes à séparer.	12
Manches d'instruments	1
Miroirs à dents.	14
Ouvre-bouche	3
Pinces à griffes crampons	1
» » diverses	26
Paniers nikelés.	1
Pinces coupantes	1
Plateaux en nickel.	6
Portes-cotons	18
Porte-fil	1
Porte-nitrate.	1

Porte-empreinte	41
Pulvérisateur	1
Scies à bouche	1
Seringue de Pravaz	1
Sondes diverses.	33
Souflerie	2
Spatules	16
Stylet	1
Tour à fraiser	3
Tire-nerfs.	12
Trocart	1
Trousse	1
Fauteuil mécanique	1
Porte-bagues.	1
Emporte-pièces.	1
Poids de nickel.	2
Crampons.	5
Pieds de biche.	7
Soufflerie électrique.	1
Siphon chlorure d'Ethyle	3
Bidons chlorure d'Ethyle.	1
Supports à poires.	4
Portes huiles à nickel.	4
Jauge	1
Loupe	1
Instruments pour nettoyages. . . .	11
Boîte nickelée	1
Bouillotte.	1
Bouilloire cafetière	3
Crachoirs nickelés.	4

HOPITAL SAINT-LOUIS

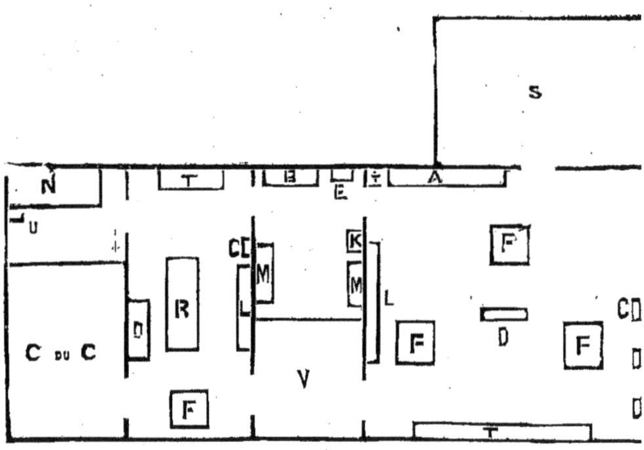

A. Armoire à vêtements. - B. Armoire à médicaments. - C. Cra-choir pour les malades avec eau stérilisée. - D. Tablette roulant pour instruments et objets de pansements. - E. Vitrine à instruments - F. Fauteuils. - G. Galvano-cautère. - K. Autoclave. - L. Lavabo - M. Appareil de chauffage pour l'eau. - N. Lit de malade. - P. Pris de courant électrique pour lampe portative. - R. Table d'opération. S. Salle d'attente. - T. Table avec robinets à gaz pour bouilloire. U. Table de nuit de malade. - V. Vestibule. — C. du C. Cabine du chef.

Lampes ophtalmoscopiques.	1
Boîtes diverses.	7
Brocs et bu'rs.	1
Curettes à huile.	1
Casseroles.	2
Cendriers.	1
Cuvettes	2
Fourneaux à gaz	2
Poissonnière.	2

Saint-Louis.

Grâce aux nombreuses démarches faites par le chef de service de la consultation dentaire de cet hôpital, de très récentes modifications viennent d'être apportées dans l'installation des locaux et des instruments destinés au service de stomatologie.

Jusqu'au commencement de l'année 1900 la consultation dentaire s'opérait dans une petite salle, mal éclairée.

Deux fauteuils étaient à la disposition des malades ; lorsque quelques médecins ou quelques étudiants se trouvaient à la consultation, la place manquait totalement pour opérer.

Un infirmier, placé à la disposition du chef de service, devait faire entrer les malades et s'occuper de nettoyer les divers instruments. Les consultants obligés d'attendre leur tour dans un couloir, attenant à la salle de l'opération, étaient continuellement en contact avec différents malades atteints d'affections, la plupart contagieuses, de plus exposés à toutes les rigueurs des saisons. . . .

Actuellement, la consultation dentaire se compose de plusieurs salles, superbement aménagées suivant les dernières règles des procédés hygiéniques en vigueur.

Les bâtiments, construits sur les indications du chef de service, présentent tout le confort et toutes les commodités que réclame le bon fonctionnement d'une consultation de stomatologie moderne.

Les différentes salles qu'ils renferment, carrelées en faïence, peintes et vernies avec des couleurs claires, permettent facilement la plus grande propreté des locaux et assurent par des vitrages ménagés sur une grande partie de leurs murs un parfait éclairage.

Les malades venus pour consulter attendent dans une salle spéciale (ancienne salle de consultation). Une double porte fait communiquer cette salle d'attente avec la salle de consultation; elle empêche ceux qui consulteront dans un moment d'être émotionnés par les plaintes des malades que l'on opère.

La salle de consultation, belle pièce d'environ 7 mètres sur 5, contient 3 fauteuils. Entre ces fauteuils est disposée une tablette (dernier modèle) destinée à supporter les objets de pansement : coton, cuvettes, gazes antiseptiques.

Sur l'un des murs se trouve une armoire permettant aux élèves et médecins de placer leurs vêtements ; à côté sont placées une prise de courant électrique avec un galvano-cautère, une porte conduisant à la salle d'opération.

Sur l'autre face : trois cuvettes lavabos permettent aux médecins un lavage minutieux des mains après chaque opération. Sur une lame de verre située au-dessus se trouvent des flacons tonneaux avec robinets contenant des antiseptiques.

Nous avons remarqué avec plaisir que la porte de sortie des malades ne communique pas avec la salle d'attente, ce qui les empêche souvent de se faire part de leurs impressions.

La troisième façade est en verre ; une table en pierre d'Auvergne, destinée à recevoir des cuvettes contenant des instruments, y est adossée. Un tube à gaz avec fourneau sur lequel repose une poissonnière permet de faire bouillir chaque instrument.

Le quatrième côté est destiné au lavage de bouche des malades. Trois crachoirs-cuvettes au-dessus desquels se trouve un robinet d'eau stérilisée ; à côté une tablette avec un verre sont affectés à cet usage.

Ajoutons deux lampes électriques au-dessus de deux fauteuils, une troisième portative destinée à l'éclairage de la bouche.

Une petite pièce attenante contient une armoire à médicaments, une vitrine à instruments, une étuve pour l'asepsie, de chaque côté un appareil destiné au chauffage de l'eau.

La quatrième partie du bâtiment est destinée à la salle d'opération, superbement aménagée pour permettre les diverses opérations sous le chloroforme.

Elle se compose d'une table d'opération, d'un fauteuil de dentiste auprès de la fenêtre ; nous y voyons aussi :

une table avec poissonnière pour l'asepsie des instruments, une tablette roulante destinée à les supporter, 2 lavabos pour les mains, un crachoir pour le malade. Au-dessus, quelques flacons tonneaux avec différents antiseptiques.

La salle d'opération communique d'une part avec une pièce aménagée pour le cabinet du chef, d'autre part avec une petite chambre qui contient un lit d'hôpital et permet à l'opéré de goûter le repos nécessaire. Un rideau mobile donne la faculté de produire l'obscurité. Une lampe électrique spéciale est destinée à l'éclairage des sinus.

Un infirmier employé les autres jours à la consultation externe est à la disposition du chef.

Nous le voyons, le service du Dr Combe peut être regardé comme un service d'installation modèle. Les locaux spacieux qui sont à sa disposition, les instruments dont nous retraçons la liste à peu près complète, lui permettent de donner à sa consultation une partie de l'extension qu'elle mérite. Il peut sortir du cadre restreint dans lequel sont forcés de rester cantonnés les chefs des autres hôpitaux, c'est-à-dire les extractions.

Grâce aux services que cette installation récente rendra nécessairement à la classe pauvre, et aux élèves désireux de suivre un enseignement clinique, nous espérons que la nécessité d'opérer de semblables réformes dans les autres hôpitaux ne tardera pas à se faire sentir.

Liste des instruments.

3 Fauteuils de clinique en bois avec attachement complet à 315 fr.	945 fr.
10 Daviers N° 2-7-17-18-19-21-22-33-41-51- à 8 fr	80
5 Elévateurs droits, langue de carpe, pied de biche et élévateur droit et gauche à 4 fr. 50	22.50
1 Machine à fraiser main pour joint à coulisse n° 7.	1
3 Douzaines fraises taillées en croix à 6.60 la douzaine.	19.80
1 Douzaine fraises pour racines formes diverses à 1.40.	16.80
6 Fraises pour fissures formes diverses à 0.60	3.60
1 Brosse circulaire acier pour nettoyer les fraises.	1.75
2 Douzaines brosses soie sur tube pour nettoyer à 0,70 la douzaine.	1.40
1 Mandrin pour monter ces brosses. . . .	1.90
24 Instruments à nettoyer formes diverses à 1,50	36 »»
2 Sondes doubles à 1,25.	2.50
2 Spatules doubles à 2 fr.	4 »
6 Brunissoirs doubles à 1,75.	10.50
24 Excavateurs à pointes diverses à 1,25 . . .	30 »
2 Presselles à pansements à 2,25	4.50
1 Poire à air chaud	4.25
3 Poires à eau à 2,40.	7.20

2	Pinces coupantes pour racines n° 58-59 à 8 fr.	16 »
24	Portes empreintes formes diverses à 1,75. .	42 »
		1.384.70

1	Pince de Duplay, fig. 288 page 78.	8 fr.
1	Pince de Ruault, fig. 301 page 80.	20 »
1	Curette pour adénoïdes, fig. 303 page 80. . .	9.50
1	Pince à polype de Fauvel N° 3, fig. 356 « 90 .	13.50
1	Tige porte coton de Lermoyez, fig. 365 page 91 .	2 »
1	Amygdalotome à 3 lames, fig. 337 page 85 .	37 »
1	Curette petite, fig. 584 page 134.	10.50
1	Curette moyenne, fig. 587 page 134	10.50
		111.00

On peut se demander pourquoi l'administration se borne à prodiguer les améliorations et les réformes dans des services privilégiés alors que d'autres les réclament aussi légitimement, mais en vain.

Si l'administration prend uniquement en considération un fait statistique, c'est-à-dire le nombre des consultants, c'est un bien mauvais critérium, une déplorable excuse. Outre qu'un nombre restreint de malades, un seul on pourrait dire, a droit à la même qualité de soins qu'un plus grand nombre, il est absolument certain que le chiffre des malades n'indique absolument pas le nombre et la valeur des soins réels donnés à la consultation. Vingt malades vraiment soignés pendant 3 heures équivalent à plus de cent expédiés en une heure ; dans le premier cas, il y a besogne plus utile que dans le second.

L'administration, qui a des moyens d'information, pourrait savoir qu'il y a des hôpitaux où l'on travaille et que la dépense qu'elle y ferait serait largement compensée par les services rendus au public.

Les services dentaires dans les hôpitaux, à l'exception de deux privilégiés, présentent comme nous venons de le voir une installation des plus défectueuse. Tels qu'ils existent cependant, ils sont d'un grand secours à la classe pauvre et indigente. Les dentistes chargés de ces consultations, persuadés de l'efficacité de leur rôle, cherchent à se rendre encore plus utiles ; quelques-uns par leur travail et leurs efforts s'efforcent d'améliorer tous les jours le fonctionnement de leur service, tous demandent à mieux faire. Nous espérons que l'Assistance publique, prenant en considération les soins qu'elle peut et doit fournir aux indigents, n'arrêtera pas les efforts de ces chefs, et que bientôt elle donnera, pour le plus grand bien de tous, satisfaction à leur demande.

CHAPITRE IV

Puisque nous connaissons maintenant, dans ses grandes lignes tout au moins, le fonctionnement des services dentaires dans les hôpitaux, nous pouvons nous demander comment ils devraient être pour le plus grand bien de tous, c'est-à-dire au point de vue des malades qui entrent à l'hôpital, au point de vue de l'enseignement, et enfin au point de vue scientifique.

§ 1. — *Utilité des services dentaires au point de vue hospitalier.*

Un hôpital à Paris ayant une population d'au moins 300 lits en moyenne, c'est-à-dire 300 malades, 50 infirmiers, 20 employés, etc., etc., doit avoir besoin d'assurer à sa population les soins élémentaires du traitement buccal.

Il n'est pas admissible en effet de voir un malheureux infirmier aux appointements de 32 fr. par mois, réduit à demander en semaine une permission de sortir pour aller en ville se faire extraire une dent de devant atteinte de simple pulpite. Un ancien serviteur de l'assistance publique comptant plusieurs années de séjour à l'hôpital peut aussi avoir besoin d'une pièce de prothèse; son traitement minime ne lui permettra jamais d'économiser la somme indispensable pour l'acquérir.

Un interne se dévouant à soigner les autres, par une

singulière anomalie, ne trouvera point dans son hôpital, s'il souffre des dents, les soins nécessaires.

La population des malades a surtout besoin des soins du dentiste.

De récentes thèses ont mis en lumière l'influence heureuse de l'asepsie de la bouche sur les complications pulmonaires au cours des fièvres éruptives.

M. le Docteur Cruet a particulièrement démontré l'importance qu'il faut accorder au milieu buccal dans les affections générales.

« Les affections générales ont en effet un tel retentissement sur le milieu buccal, c'est-à-dire sur la muqueuse et ses sécrétions que la bouche a besoin d'être surveillée pendant tout le cours de celles-ci et dans la convalescence même, avec une attention spéciale. La diminution fréquente de la sécrétion salivaire, le défaut de mastication, l'abondance des déchets épithéliaux, sont autant de causes de fermentations, particulièrement virulentes dans ces conditions. En outre, la muqueuse dépouillée de son épithélium est moins bien défendue et prête à absorber les produits septiques qui sont à sa surface ; certaines infections secondaires n'ont pas d'autre origine.

Ainsi peuvent se développer dans le voisinage, les adénites, les parotidites, les otites etc. etc ; plus loin les entérites et même des complications pulmonaires.

Les fièvres éruptives variole, rougeole, scarlatine, la fièvre typhoïde, la pneumonie adynamique, toutes les fièvres graves s'accompagnent presque inévitablement de ces mauvais états de la bouche.

Chez les cachectiques, les tuberculeux, les cancéreux, les hémiplégiques, la bouche demande des soins tout aussi assidus ».

« Les malades qui, pour une cause quelconque, sont obligés de suivre le régime lacté, quelquefois pendant des années, verront leurs dents s'altérer, se casser, même s'ébranler et les gencives s'enflammer, s'ils ne s'astreignent à des soins particuliers.

Deux causes peuvent s'ajouter : les fermentations acides, et le défaut de mastications ».

« Certains médicaments introduits dans la bouche dans un but thérapeutique local, ou général peuvent avoir une action novice sur les dents ou les gencives, l'action d'un acide comme l'acide chlorhydrique n'a pas besoin d'être expliquée. On peut en dire autant des acides nitrique, sulfurique.

Les préparations ferrugineuses sous toutes leurs formes sont en général incriminées.

L'action des poisons pris à l'intérieur peut retentir sur le système dentaire, sur les ligaments, et les mâchoires.

Cette action, qui se produit à un haut degré avec les sels de mercure, de phosphore, peut se produire également à un degré moindre, à la suite de l'absorption des sels de plomb, de bismuth, d'arsénic. Certaines professions exposent plus spécialement à l'absorption de quelques-uns de ces poisons » (1).

Les différents malades traités à l'hôpital, qui pour ces raisons sont sujets à un mauvais état de la bouche,

1. Cruet. *Hygiène et thérapeutique des maladies de la bouche.*

devront venir à la consultation dentaire, et subiront un traitement approprié.

Les hospitalisés étant des débilités, il n'est point étonnant de voir leur système dentaire participer de leur état général, et il est facile de se rendre compte que ces malades font de nombreuses caries pendant leur séjour à l'hôpital.

Lorsqu'on renvoie ces malades,convalescents ou guéris, ils se trouvent la plupart sans ressource et incapables par conséquent de se faire mettre la bouche en état. Ils perdent parfois presque toutes leurs dents de cette façon.

Les affections de la bouche retentissent souvent sur l'appareil de la vision ; les communications de M. le Dr Lempert nous ont montré les rapports étroits qui unissent ces différents milieux.

« C'est une vérité, nous dit-il, qui n'a plus besoin de confirmation, que les dents sont intimement associées avec beaucoup des organes du corps, qu'elles ne doivent plus être considérées comme des organes inertes reléguées aux extrémités du domaine physiologique et ne jouant pas un rôle important dans ces activités.

Au contraire, de récentes études de physiologie, et surtout de pathologie ont démontré les rapports intimes des dents avec les autres organes du corps, rapprochés ou éloignés, il en est ressorti que, si, à l'état normal, les dents exercent sur la nutrition de l'organisme une influence silencieuse et inappréciable,à l'état pathologique elles déterminent de sérieuses lésions fonctionnelles et organiques dont la vraie cause est souvent tout à fait ignorée.

La situation de notre clinique odontologique des Quinze-Vingts, nous oblige à nous occuper des influences éloignées de l'irritation dentaire provoquant les désordres oculaires qui n'ont été reconnus que dans ces dernières années, mais la possibilité de ces faits est maintenant en dehors de toute contestation.

Le rapport entre les lésions dentaires et celles de l'œil s'observe si fréquemment qu'une nécessité s'impose d'examiner les dents chez tous les malades qui fréquentent la clinique ophtalmologique, »

A l'appui de ces conclusions, le Docteur Lempert nous cite plusieurs observations probantes.

M. le Docteur Despagnets à la Société de stomatologie a fait une importante communication sur le même sujet et a cité également des observations concluantes.

Une conférence faite à Lisbonne nous a démontré l'utilité du traitement buccal avant l'institution de tout traitement anti-syphilitique. Nous connaissons tous en effet combien la syphilis retentit sur les différents tissus de la bouche.

Pendant le cours de cette maladie, particulièrement à la période secondaire, la moindre irritation locale peut être la cause de l'apparition et de la persistance des ulcérations. C'est ainsi que dans une bouche mal entretenue, c'est-à-dire présentant des dents cariées, garnies de tartre, nous ne tardons pas chez un syphilitique à voir apparaître des plaques muqueuses, des ulcérations spécifiques.

Les causes les plus fréquentes, le point de départ de ces lésions résident dans le système dentaire. Les dents cariées présentant autour de leur cavité des pointes aiguës, des bords tranchants, les chicots dépassant le niveau de la gencive, occasionnent sur les parois de la bouche, sur la face interne des joues, sur les lèvres des inflammations, des excoriations qui s'infectent aisément. Les dents mal obturées jouent le même rôle par les tranchants de leurs faces.

Nous pouvons craindre les mêmes accidents, avec les dents déviées, faisant saillie, produisant une dépression sur la langue ou creusant un véritable sillon sur la muqueuse de la joue ; avec la dent de sagesse, autour de laquelle la gencive se décolle, avec les pièces de prothèse qui sont défectueuses, celles qui n'adhèrent pas aux gencives et aux dents d'une façon intime ; enfin celles qui présentent des ressorts venant par les frictions répétées contusionner les parois de la bouche.

Nous devons reconnaître qu'aujourd'hui, les spécialistes des maladies vénériennes admettent tous la nécessité des soins de la bouche et des dents avant la mise en œuvre du traitement mercuriel.

Nous n'hésitons pas à dire que c'est grâce aux travaux des stomatologistes que ce progrès réel a été réalisé dans le traitement des affections syphilitiques et que c'est grâce à ces précautions dictées par une prudence élémentaire que nous ne voyons plus aujourd'hui ces accidents buccaux, cette gingivite mercurielle, si souvent décrits par les anciens auteurs, dont ils faisaient un tableau que nous n'avons plus heureusement sous les yeux aujourd'hui.

La gingivite mercurielle n'existe plus dans les bouches aseptiques.

Bien souvent dans le cours d'un traitement mercuriel, on est obligé de suspendre le traitement, par suite des acccidents d'intolérance de salivation mercurielle. On comprend facilement que ces accidents proviennent le plus souvent des différentes causes citées plus haut et que la bouche en état de moindre résistance deviendra bientôt le siège d'une vive inflammation.

Avant d'entreprendre un traitement mercuriel soutenu, il est donc indispensable de s'assurer du parfait état de la bouche du malade.

Les services dentaires devraient se charger de ce soin. Chaque malade syphilitique serait envoyé à la consultation dentaire où un opérateur spécialement chargé de cette fonction ferait disparaître toute cause d'irritation de la bouche du sujet.

Il procéderait au nettoyage des dents par l'enlèvement minutieux du tartre.

Il extrairait les racines. La couronne des dents malades serait régularisée à la meule à la lime, ou bien par des obturations bien faites.

Les dents déviées seraient extraites, les gencives malades traitées, les pièces de prothèse, cause de l'irritation, remplacées.

Pendant le cours du traitement, le dentiste doit intervenir fréquemment. Il doit examiner souvent, soigneusement, la bouche du malade. Dès qu'une cause d'irritation semble se préparer, son rôle est de la prévenir (1).

1. Tiré de Bruneau. *Presse médicale*.

On ne mentionne pas encore l'état de l'appareil dentaire dans la plupart des observations qui sont recueillies dans les services de médecine ou de chirurgie de nos hôpitaux ; les différentes communications faites au congrès de médecine de 1900, section de stomatologie démontreront peut-être l'utilité de la stomatologie en clinique. Ne voyons-nous point l'apparition des caries dentaires multiples déceler une tuberculose latente, longtemps avant tout autre symptôme.

Ne voyons-nous point souvent un ébranlement des dents, une gingivite expulsive, déceler la présence du sucre dans les urines d'un malade.

Déjà, la plupart des chirurgiens n'interviennent en présence d'adénites ou de fistules cervico-faciales qu'après avoir éliminé toute origine bucco-dentaire ; bien des médecins reconnaissent n'avoir guéri des névralgies ou des adénomégalies rebelles qu'après avoir fait traiter la bouche et les dents de leurs malades (1).

A mesure que se multiplieront les observations et les travaux, les liens qui unissent l'appareil dentaire au reste de l'économie deviendront visibles pour tous et les dents, selon une expression du Dr Cruet, « domineront la pathologie de la face ».

Nous voyons en effet que les affections douloureuses de la face procèdent dans la grande majorité des cas d'accidents dentaires.

L'origine dentaire de la plupart des tics douloureux de la face est aujourd'hui parfaitement établie.

1. A. Bloch. *Revue de stomatologie*, 4 septembre 1900.

Cette question a été nettement mise en lumière par les travaux de MM. Jarre, Cruet et Gaumerais.

On peut en dire autant de toutes, ou presque toutes les névralgies faciales communes, dont l'étiologie précise a été absolument démontrée par les stomatologistes. « Pour celles-ci, dit le Dr Cruet, il faut aller droit au système dentaire, c'est le sûr moyen de trouver la voie de la guérison (1) ».

Les adénopathies cervico-faciales ne sont que des retentissements d'infections dentaires sur l'appareil ganglionnaire. Une communication du docteur de Grandmaison, nous en a donné la preuve (2).

Tous ces adéno-mégalliques que l'on admettait autrefois dans les services de chirurgie pour leur « curer » leur adénite, sont aujourd'hui traités plus judicieusement en nettoyant leur bouche des racines et dents infectées.

Les kystes para-dentaires, les accidents de dentition sont si fréquents qu'il est bien rare de ne point en trouver dans les services de chirurgie. Ils seraient opérés plus utilement à la consultation dentaire.

La mère formant le squelette du fœtus au dépens de sa réserve de phosphates et de sels, est sujette pendant toute la durée de sa grossesse à des caries multiples. Il y a donc nécessité dans les maternités de surveiller le bon état de la bouche des parturientes.

1. *Loco citato.*

2. De Grandmaison. *Comptes-rendus de la faculté de dermatologie*, 1899, page 108.

Une observation du docteur Arthur Zenker de Bucharest, entre autres, en nous démontrant l'influence de la grossesse sur les tissus buccaux chez la femme anémique, nous a fait voir combien il serait utile de visiter souvent les dents des femmes enceintes (1).

Un élève du docteur Bonnaire se propose de présenter prochainement une thèse sur l'éclampsie d'origine dentaire.

Ces quelques considérations, en nous faisant voir les rapports étroits qui unissent les différentes affections de la bouche et des dents avec celles du reste de l'économie, nous donnent une idée de l'utilité du dentiste au point de vue hospitalier.

Nous ne voulons pas néanmoins prétendre que dans les différentes affections que nous avons passées en revue, les dentistes doivent se substituer au médecin ou au chirurgien. Nous estimons que l'intervention du dentiste dans ces différents cas doit être soumise à des règles fixes et précises, que son rôle ne doit pas dépasser celui d'un aide consciencieux, d'un collaborateur éclairé par des études spéciales.

Du reste, si on veut se faire une idée des limites dans lesquelles peut s'étendre et se maintenir la stomatologie, de la nature des interventions thérapeutiques d'ordre chirurgical dans lesquelles doit rester le stomatologiste, sans empiéter sur le domaine de la Chirurgie générale, il n'y a qu'à se reporter au livre du Dr Cruet (*Hygiène et thérapeutique des maladies*

1. *Comptes-rendus de la Société de dermatologie.* Zenker, p. 14.

de la bouche) qui nous semble avoir fixé d'une façon définitive les limites de la spécialité comprise sous le nom de stomatologie.

§ 2. — *Utilité des services dentaires au point de vue de l'enseignement.*

Dans les études médicales, telles qu'elles se pratiquent actuellement, l'enseignement de la stomatologie est laissé absolument de côté. Dans le courant de ce travail nous nous sommes efforcé de montrer l'importance que cette science avait le droit de réclamer.

Il nous semble donc nécessaire de modifier le fonctionnement des services dentaires pour les rendre aptes à devenir dans chaque hôpital, service d'enseignement en même temps que consultation.

A quelque point de vue que l'on se place, l'enseignement peut s'envisager sous deux aspects différents :

Soit qu'il s'adresse aux médecins qui doivent aller à la campagne et auxquels les notions dentaires sont indispensables pour soigner et soulager ;

Soit que l'Enseignement se propose de faire des médecins qui suivent le service, de véritables spécialistes. Dans ce dernier cas, on comprend qu'il doit être organisé d'une façon plus complète pour qu'il puisse remplir son objet, c'est-à-dire faire des praticiens rompus à l'exercice de leur art.

Mais cette question d'enseignement elle-même est, en réalité, liée à la situation générale de l'Enseignement dentaire en France, à la question des Ecoles dentaires, à la loi telle qu'elle existe depuis l'année 1892.

Il est évident que si l'Enseignement doit s'adresser, non pas uniquement aux médecins, mais à tous les élèves qui suivent actuellement l'enseignement des Ecoles Dentaires, le point de vue se trouve complètement changé. Une partie de ce public, par sa préparation et ses études antérieures, par le défaut de connaissances médicales, est, en effet, inapte à recevoir un enseignement scientifique.

Dans la conception que nous nous faisons des choses, l'Enseignement hospitalier ne doit être absolument destiné qu'à des médecins, ou à de futurs médecins spécialistes ou non ; néanmoins nous reconnaissons que, dans l'état actuel, tant que la loi ne sera pas modifiée, il est particulièrement difficile d'organiser tout un enseignement qui ne s'adresserait qu'aux médecins à l'exclusion des étudiants dentaires, car à lui seul le nombre des médecins qui se vouent actuellement à la spécialité serait insuffisant pour créer un public d'Etudiants.

Ainsi, dans l'obligation où nous sommes de tenir compte des lois existantes, nous serions d'avis, à titre transitoire, de tolérer l'admission des étudiants dentaires dans les services hospitaliers, dans la mesure et dans les limites où cela est indiqué dans la pétition adressée par la société des Dentistes des Hôpitaux à la société des Médecins et à l'Assistance publique : pétition dans laquelle ils demandent que les inscriptions des étudiants dentistes soient prises à la Faculté et que le stage dans les hôpitaux leur soit compté au même titre que dans les Ecoles dentaires.

Toutefois, nous sommes obligés de reconnaître que ce desideratum est bien difficile, même impossible à réaliser dans l'état actuel des services hospitaliers, qui, ni par leurs dimensions, ni par leur organisation actuelle, ne pourraient satisfaire aux besoins de l'enseignement.

Il n'est pas douteux que c'est dans ces modifications que réside l'avenir et que le jour seulement où ces améliorations seront réalisées, l'art dentaire et la stomatologie entreront réellement dans la voie du progrès scientifique.

Il serait utile que les étudiants en médecine et les docteurs se destinant à embrasser la spécialité, pussent acquérir, à l'hôpital même, es connaissances nécessaires à l'exercice de l'art dentaire.

C'est une chose très possible, ainsi que nous nous proposons de le démontrer à la fin de ce travail.

Il nous paraît également d'une utilité incontestable de donner ainsi aux futurs docteurs en médecine des connaissances générales concernant les maladies de la bouche et des dents, ne serait-ce que pour éliminer l'origine dentaire dans le diagnostic des affections de la face.

Pour les médecins établis dans les campagnes, l'extraction des dents est avec les accouchements le plus clair de leur revenu.

Les futurs médecins ne doivent donc point négliger

cette branche de la médecine. Le docteur, surtout celui qui s'établit en province, doit avoir des clartés de tout. Selon l'aphorisme de Magitot, « Tout médecin doit être dentiste, tout dentiste médecin ».

Dans un centre où les spécialistes sont sous sa main, il est facile au praticien d'adresser son malade à un confrère spécialisé, de se décharger sur lui du soin d'établir le diagnostic et de pratiquer le traitement. Mais à la campagne, il n'en est plus ainsi, le docteur doit pouvoir soigner une stomatite, non pas en prescrivant simplement des gargarismes à l'eau boriquée, bien anodins, mais en nettoyant la bouche de son malade, en faisant un traitement topique approprié. Il doit pouvoir diagnostiquer la pulpite d'une dent de sagesse, sous peine de traiter pendant de longs mois son client pour des névralgies rebelles. Une prémolaire enlevée en temps opportun évitera une sinusite désespérante. Il pourra par un pansement mis à propos, conserver à une jeune cliente une dent de devant, dont la perte la déparerait; en soulageant une pulpite, lui donner le temps de se faire soigner à la ville voisine.

Où l'étudiant pourra-t-il acquérir ces connaissances si simples qui lui seront plus tard d'un si grand secours? Il n'y a qu'un endroit, c'est l'hôpital où l'étudiant doit trouver les conseils et les connaissances qui lui seront nécessaires dans toutes les branches de l'art de guérir. La stomatologie fait partie de la médecine au même titre que les autres spécialités. Les services hospitaliers doivent répondre au premier chef à ce besoin.

L'hôpital, en effet, peut lui offrir la possibilité de s'instruire dans les spécialités sans perte de temps, (avant ou après le service qu'il suit régulièrement).

Avant de partir au service militaire, les étudiants en médecine seraient heureux aussi de pouvoir acquérir quelques connaissances stomatologiques qui pourraient leur être d'une grande utilité.

§ 3. — *Utilité des services dentaires au point de vue scientifique.*

La partie de la médecine qui traite des maladies de la bouche et des dents n'a été explorée que depuis ces derniers temps par des médecins.

L'empirisme a jusqu'à présent dominé l'art dentaire, et ce n'est que depuis la vigoureuse impulsion qu'a donnée Magitot, à la stomatologie, que cette science semble sortir de l'oubli dans lequel elle était plongée.

Dans une allocution prononcée à la Société de stomatologie, en prenant possession du fauteuil de la présidence, il nous résume lui-même l'état dans lequel se trouve la stomatologie en 1888 et le rôle qu'elle est appelée à jouer dans la science médicale.

« La stomatologie nous dit-il, existe depuis un siècle. Elle existe depuis que Jourdain dans une œuvre dont le temps n'a amoindri ni la valeur ni l'intérêt, lui a consacré deux volumes remplis de faits et d'observations sur toutes les lésions des diverses parties de la bouche. Elle existe depuis que Boyer, au commencement de ce siècle, a écrit sur la bouche et ses affections un volume de son grand traité des maladies chirurgicales.

A la suite de ces deux œuvres magistrales nous retrouvons encore, il est vrai, dans nos livres classiques, certains chapitres consacrés au même sujet, mais quelques pages seulement et qui semblent écrites dans le seul but de compléter un cadre tracé d'avance de descriptions nosographiques.

Nulle part nous ne trouvons une étude de la bouche envisagée comme une région déterminée, dans laquelle toutes les parties sont étroitement liées et solidaires, non seulement au point de vue fonctionnel, mais aussi au point de vue pathologique et thérapeutique.

Nulle part nous ne voyons signalées et mises en lumière dans leurs applications à la stomatologie les découvertes qui ont révolutionné la médecine dans ces dernières années : l'histologie, l'anatomie pathologique, la bactériologie.

Un certain nombre de monographies cependant ont été publiées sur plusieurs points isolés de la stomatologie, quelques-unes à l'étranger, d'autres plus rares en France et presque toutes consacrées, il faut le dire, à l'étude d'un appareil qui occupe, il est vrai, dans la bouche une place prépondérante : l'appareil dentaire. Mais de même que d'autres régions du corps humain comme l'orbite, l'oreille, le larynx etc., la bouche est au plus haut degré susceptible d'être envisagée par le biologiste et le médecin dans ses diverses manifestations physiologiques et morbides aussi bien à l'égard de ses phénomènes locaux que dans ses rapports avec l'organisme, c'est-à-dire dans les réactions réciproques qu'ils exercent l'un sur l'autre. Tel est le véritable aspect sous lequel doit être comprise la stomatologie, au même titre que toutes les spécialités aujourd'hui reconnues et classées.

D'ailleurs l'école encyclopédique a vécu.

Le temps de la multiplicité croissante des progrès et des découvertes dans le seul domaine de la médecine ont rendu absolument illusoires les anciennes prétentions à la connaissance universelle.

Notre pays résiste encore, il faut l'avouer, à cette loi fatale de la division du travail et depuis longtemps, à l'étranger, les spécialités ont franchi les portes de l'Université et des Hôpitaux. Depuis longtemps nos voisins ont compris que la quantité et la perfection des résultats, dans un ordre limité d'études, sont le fruit de la concentration des efforts et des intelligences. Mais aujourd'hui enfin l'impulsion est donnée, elle est générale, le courant est sinon rapide du moins constant et régulier.

Le spécialisme s'impose et s'imposera bien plus rigoureusement encore lorsqu'il aura compris, qu'abdiquant toute vanité et toute présomption, il doit se considérer comme absolument esclave et tributaire des connaissances générales.

Toute spécialité n'est donc qu'un art d'application, la médecine est une ; elle a ses règles générales, ses lois fixes ; leur appropriation seule varie suivant le siège et la nature des organes et des tissus. D'autre part, tout cadre d'étude, si borné qu'il soit, ne peut être ni isolé, ni fermé; il appartient à un ensemble de notions dont il reçoit l'impulsion et sur lequel il exerce à son tour une action parfois considérable (1). »

Peu à peu des études plus approfondies ont été entreprises d'où sont sortis ces dernières années de nombreux travaux sur les maladies de la bouche et des dents.

La variété des communications, faites au Congrès de médecine de 1900, nous a permis de mesurer le vaste champ d'études de la stomatologie et leur intérêt nous a fait connaître les services qu'elle peut rendre à la médecine.

« M. le professeur Sébilleau a magistralement mis en relief l'influence des maladies de la bouche et des dents sur l'organisme tout entier.

La contre partie de cette thèse, c'est-à-dire l'influence des variations de l'organisme sur l'appareil dentaire, a été donnée par les communications de M. Champret, de M. Perrier, de M. Lebédenski » (2).

Nous estimons cependant qu'il reste encore beaucoup à faire au point de vue expérimental et que, grâce aux nombreux procédés d'investigation fournis ces dernières années par le progrès scientifique, la stomatologie

1. Magitot. *Comptes rendus de la Société de stomatologie*, 1888-89.

2. Champret. *Hérédo syphilis.*

Perrier. *Rapport de minéralisation entre les dents et le squelette.*

Lebédenski. *Milieu buccal.*

pourra rendre à la médecine de plus grands services.

Pour cela, il faut apporter dans l'étude de cette science les méthodes nouvelles qui sont employées dans les autres spécialités.

Constater une lésion, instituer par tâtonnement un traitement, ne sont plus actuellement les seules préoccupations du praticien ; pour faire véritablement une œuvre utile, il doit fouiller la nature, rechercher par tous les procédés la cause et l'origine du mal qu'il a devant les yeux.

Lorsqu'il connaît le terrain sur lequel il va opérer, il lui reste encore à étudier les différents agents extérieurs capables de produire sur lui, par leur seule présence, les désordres les plus inquiétants, les perturbations les plus graves.

La plupart du temps ces agents extérieurs sont des infiniment petits, microbes et parasites, dont l'existence ne peut être révélée qu'au laboratoire par le microscope.

Ainsi, toujours soucieuse, la science peut faire véritablement des progrès, et, entassant documents sur documents, observations sur observations, arriver peu à peu à découvrir les mystères les plus cachés de la nature.

La nécessité de la microbiologie s'impose dans toutes les branches de la science médicale, car, c'est souvent, au laboratoire seulement, que l'on est autorisé à affirmer la nature d'une tumeur, la qualité d'un pus.

Pourquoi la stomatologie ne profiterait-elle pas des découvertes récentes? pourquoi ne tenterait-elle pas elle-même d'apporter à la science sa part de labeur et d'observations ?

Des travaux récents nous ont fait voir l'utilité du laboratoire dans l'étude des maladies de la bouche et des dents.

Nous citerons en passant, comme exemple, les communications de MM. les D[rs].Galippe et Vignal, sur les microorganismes de la carie dentaire, faites à la séance de la société de stomatologie du 18 mars 1889, celle de M. le Dr Galippe sur le rôle des parasites infectieux dans la genèse des accidents de l'évolution de la dent de sagesse, celle encore démontrant que la microbiologie permet, d'après l'examen du pus, de différencier l'origine dentaire ou nasale des sinusites.

L'étude du milieu buccal, exprimé dans son sens le plus large et le plus étendu, n'a encore donné que des aperçus sur les liens qui rattachent ses états variés à la santé générale ; elle réserve certainement aux chercheurs de l'avenir des découvertes fécondes qui éclaireront d'un jour nouveau bien des questions de pathologie générale.

CHAPITRE V

Réformes à faire.

Nous avons établi la nécessité des services hospitaliers en envisageant son utilité pour le malade, pour l'étudiant, pour le progrès de la science. Mais pour que ce triple but soit atteint, quelle doit être l'organisation réelle des services, comment faut-il en concevoir la direction et la marche? c'est ce que nous allons essayer de fixer.

Tout d'abord il n'est pas douteux que le rôle capital appartient au chef de service, que celui-ci doit, en premier lieu, remplir les conditions scientifiques dans l'ordre général et dans l'ordre technique ; pour cela, il est peut-être utile de se demander quels titres il doit posséder.

Il n'est pas douteux tout d'abord que le dentiste des hôpitaux doit être médecin ; c'est la condition primordiale. Il ne saurait venir à la pensée de personne qu'il puisse en être autrement.

Pour justifier cette nécessité, il n'est pas nécessaire de présenter de longs arguments ; il suffit de se reporter au tableau que nous avons fait, dans les chapitres précédents, des liens multiples qui rattachent la stomatologie à la médecine générale, d'avoir montré le nombre et la variété des affections buccales et dentaires qui appartiennent à la pathologie médicale ou chirurgicale, au même titre que les affections des autres organes ou régions.

Est-il nécessaire de pourvoir en même temps le médecin titulaire du service du diplôme de chirurgien dentiste ?

Dans la conception que nous nous faisons de la spécialité qui, dans notre pensée, doit être mise exactement sur le même pied que les autres spécialités médicales ou chirurgicales, pour lesquelles la nécessité d'un diplôme spécial n'a pas été reconnue, nous n'hésitons pas à dire non !

On ne peut supposer que nous puissions faire une autre réponse. Il n'est point en effet douteux pour nous que le titre de chirurgien dentiste ne répond qu'à un état transitoire et inférieur de la spécialité, et que celle-ci ne sera définitivement affranchie des suspicions et de l'état d'infériorité relative dans lequel elle est maintenue que lorsqu'elle s'exercera, au même titre que les autres, avec le diplôme unique de docteur en médecine.

La spécialisation résultera toute seule de l'organisation d'un enseignement spécial rationnel ; elle n'aura pas besoin de la sanction d'un diplôme inférieur qui ne peut que diminuer l'autorité ou la valeur d'un médecin.

Pour notre part nous n'acceptons cette idée d'un diplôme spécial pour le stomatologiste que le jour où un diplôme spécial existera également pour chaque autre spécialité où il pourrait être tout aussi bien justifié. Mais il arriverait alors que, dans l'ordre médical, la spécialisation serait sanctionnée comme dans la marine française, où nous trouvons des officiers accumulant les brevets de marinier, de canonnier, de torpilleur.

Nul n'ignore d'ailleurs que cette institution du diplôme spécial a été moins inspirée par l'idée d'augmenter le savoir technique des médecins, que par le désir d'abaisser ceux-ci au niveau de confrères dépourvus de connaissances médicales, en s'imaginant que le titre de médecin s'effacerait devant le titre de chirurgien dentiste qui les ramènerait à leur niveau.

Mais comme le titulaire doit être docteur en médecine, et que ce titre doit nous suffire, quel doit être cependant le mode de recrutement des titulaires des services ?

Lors de la création de ces services en 1891, alors qu'un petit nombre seulement de médecins exerçaient la spécialité, alors surtout qu'un très petit nombre d'entre eux étaient désignés par leur situation et leurs travaux scientifiques à remplir ces fonctions, il est parfaitement admissible que les premières désignations aient été faites directement par l'Assistance Publique en dehors de la voie des concours.

Il était difficile qu'il en fût autrement ; d'ailleurs, tous les concurrents et les mêmes, eussent sans doute été nommés ; il a donc été fait, pour les services de stomatologie, ce qui s'est fait pour d'autres services où les premiers titulaires, dans le passé, ont été l'objet de nominations directes, alors que plus tard le mode de nominations de ceux-ci a été changé, le concours ayant été institué.

Nous demandons donc le concours pour les services hospitaliers. Depuis dix ans, c'est-à-dire depuis l'organisation de ces services, le nombre des jeunes médecins qui se consacrent à la spécialité s'est accru dans des proportions énormes, le nombre des concurrents aux places de titulaires ou d'adjoints s'est accru dans les mêmes proportions, et aujourd'hui la nécessité d'un concours s'impose, comme la chose devait être prévue fatalement.

La Société médicale des Dentistes des Hôpitaux s'est d'ailleurs préoccupée de cette question. Après un premier vœu présenté en 1899 à l'Assistance Publique, par lequel elle demandait le concours sur épreuves et au minimum sur titres, vœu qui n'a pas reçu exécution, elle vient de renouveler la même demande en l'accentuant, c'est-à-dire en demandant pour les futurs titulaires l'institution d'un concours et du concours unique sur épreuves, comme il se pratique pour les autres services.

Nous espérons que ce dernier vœu sera réalisé dans un avenir peu éloigné.

On ne voit pas pour quelle raison la réalisation en serait indéfiniment ajournée alors que le concours dans toutes les branches médicales est reconnu comme la meilleure garantie des connaissances scientifiques, la meilleure protection contre l'arbitraire ou la faveur.

Dans leur fonctionnement général, les services dentaires devraient être assimilés aux autres services des consultations de médecine et de chirurgie.

Si le rôle du chef de service a la plus grande importance, on devine qu'à lui seul il serait manifestement insuffisant pour assurer une consultation qui devient chaque jour de plus en plus fréquentée. Les soins doivent être complets, si l'on veut qu'elle soit une réalité et non un simulacre.

Il fallait d'ailleurs s'attendre à ce développement rapide des services qui répondaient à un besoin aussi urgent du public, et, du jour de leur création, il fallait prévoir qu'un nombreux personnel serait vite nécessaire pour assurer leur fonctionnement utile.

C'est à ce besoin évident qu'a répondu la création récente d'assistants dans les services dentaires, assistants malheureusement en trop petit nombre et qui d'ailleurs n'ont peut-être pas répondu d'une façon complète aux desiderata exprimés par les chefs de services.

Récemment sur la demande de la société des dentistes des hôpitaux, des dentistes assistants ont été nommés pour seconder les chefs de service dans quatre hôpitaux où la consultation est particulièrement chargée. (Hôtel-Dieu, Saint-Louis, Saint-Antoine, la Charité).

Ces assistants ont été pris parmi les dentistes adjoints, tandis que la société des hôpitaux demandait qu'ils fussent choisis sur les désignations des chefs de service. Nous ne saurions mieux faire que de reproduire en partie les termes de cette lettre :

« Chaque chef de service, qui demande un assistant, propose le titulaire à l'administration. Ce titulaire pour être agréé, devra être docteur en médecine, avoir exercé la spécialité depuis deux ans au moins comme patenté et avoir fait un stage d'un an au moins dans un service dentaire hospitalier.

On comprend d'ailleurs que le chef de service ait intérêt à proposer un collaborateur instruit, et, dans la réalité, l'assistant choisi sera déjà rompu aux travaux de la spécialité.

Il n'est pas nécessaire cependant que l'assistant soit pourvu du titre de chirurgien dentiste, puisqu'il sera toujours sous le contrôle et la direction du chef de service, et cette nécessité d'ailleurs restreindrait le champ des titulaires pour le choix de leur assistant.

Si l'administration croyait ne pouvoir accepter la proposition directe des chefs de service, ceux-ci pourraient choisir sur une liste de candidats, préparée par l'administration dans les conditions de titres indiqués plus haut. Les assistants seraient tout naturellement la pépinière des futurs dentistes adjoints et titulaires des Hôpitaux.

Dans cette conception, les dentistes-adjoints actuels conserveraient leur rôle et leur situation ; ils remplaceraient le chef de service absent par congé ou maladie et les assistants se trouveraient tout naturellement à ce moment placés sous leur direction.

Il n'y aura d'ailleurs jamais trop de deux médecins

pour assurer le service d'une consultation dentaire (1) ».

Pour faciliter, le bon fonctionnement du service, il est absolument nécessaire d'adjoindre également aux chefs de service des étudiants en médecine, qui, sous le titre de stagiaires, voire même d'externes, deviendraient des collaborateurs utiles en même temps que beaucoup pourraient se vouer à l'étude d'une spécialité qu'ils apprendraient à connaître.

Même dans l'état actuel des choses, il ne manquerait pas d'étudiants volontaires qui choisiraient ces services, sans qu'il fût nécessaire de leur imposer, et le jour où la loi aurait rendu obligatoire pour les dentistes le titre de docteur, il n'y a pas de doute que ceux-ci se présenteraient en foule à ces services.

Nous ne réclamons, du reste, que ce qui existe pour les autres consultations; nous dirons même que dans les services dentaires, la collaboration d'étudiants est plus que partout nécessaire. Si, en effet, les services dentaires sont inscrits sous le nom de consultations, ils sont et surtout devraient être en réalité plus que cela. Ils devraient former de véritables services organisés, où des soins suivis, des traitements d'affections chroniques pourraient être institués et nécessiteraient l'emploi d'un personnel particulier.

Un infirmier spécial serait chargé d'assister le chef aux heures de consultation. Il serait spécialement attaché au service ; en dehors des visites il devrait vérifier les instruments, les nettoyer soigneusement,

1. *Revue de Stomatologie*, octobre 1899, page 282.

les faire bouillir, les stériliser, enfin assurer la propreté la plus méticuleuse des salles.

La disposition des locaux ne nous occupera pas longuement.

Les plans que M. le Dr Combe a donnés à l'Assistance publique, sur lesquels son service a été construit, peuvent nous servir de modèle.

Nous nous contenterons de dire qu'il sera surtout indispensable de surveiller l'éclairage des salles, de faciliter leur propreté minutieuse en observant toutes les règles de l'hygiène, d'avoir la place nécessaire pour opérer sans gêne et permettre à quelques assistants de suivre les opérations, enfin de posséder une installation donnant la facilité de pratiquer l'asepsie parfaite, l'antisepsie la plus rigoureuse.

Nous n'insisterons pas sur les instruments qui devront se trouver à la disposition du chef. La liste que nous avons fait connaître de l'instrumentation de l'Hôtel-Dieu nous paraît répondre à tous les besoins.

Pour éviter les répétitions nous renvoyons à cette liste.

Le service de stomatologie sera autant que possible isolé et indépendant.

Il serait fâcheux qu'un consultant dentaire s'exposât à être contaminé par des malades des autres consultations.

Il nous semble que l'on n'a pas assez d'égards pour les malheureux qui viennent demander le secours de notre art, il est véritablement cruel de leur imposer le spectacle de la douleur des patients en traitement.

Il est nécessaire de leur éviter la vue du sang avant qu'ils soient opérés. La différence avec les précautions que l'on prend dans les cabinets de consultation de la ville est trop flagrante.

On pourra invoquer des considérations de différence de milieu social, d'éducation, d'habitude de souffrir de la classe indigente, il n'en est pas moins vrai que nous devons améliorer, dans la mesure du possible, les conditions dans lesquelles se fait l'admission au fauteuil.

Pour cela il serait indispensable que la sortie fût distraite de l'entrée, tant pour éviter l'encombrement que pour ménager les susceptibilités des malades.

Nous jugeons que le patient qui vient de se faire extraire une dent doit avoir la possibilité de se remettre tout à loisir de l'émotion, probablement aussi de la douleur de l'opération. Il doit pouvoir se laver la bouche, autant que cela est nécessaire, pour n'être point obligé de sortir en crachant un peu partout des caillots de sang. Il est donc indispensable qu'il y ait une salle pourvue d'un certain nombre de cuvettes, de crachoirs ainsi que de chaises et d'un lit de repos.

Nous serions d'avis, en outre, d'obliger les individus qui viennent pour consulter, à se laver la bouche avec une solution antiseptique et de mettre pour cela à leur disposition quelques verres d'eau tiède, avant de pénétrer dans la salle d'opération. La plupart du temps, en effet, nous opérons dans des bouches parfaitement infectées, (tout individu souffrant, cessant en général les soins de propreté les plus rudimentaires) ; la question d'asepsie du terrain opératoire se trouve ainsi méconnue.

« Quatre-vingt-dix-neuf fois sur cent, le malade a une bouche admirablement infecte, une couche plus ou moins épaisse de tartre recouvre ses dents dont beaucoup sont carriées parfois profondément.

L'opérateur, armé de l'instrument, demande au malade de lui indiquer la dent à extraire, et il procède à l'opération sans le moindre soin de désinfection générale de la bouche.

L'extraction terminée, on donne au malade un peu d'eau filtrée pour un lavage sommaire de la bouche, et là se bornent les soins de l'opérateur.

Ainsi cette plaie est abandonnée ouverte au milieu d'un foyer infecté et les malades qui portent dans leurs ongles des myriades de microorganismes ne négligent jamais, par surcroît, de toucher les tissus dilacérés et d'y porter les germes pathogènes. » (1)

A notre avis, les consultations dentaires des hôpitaux devraient avoir lieu au moins trois fois par semaine pour permettre de suivre les malades en traitement et aussi pour l'enseignement. Le dimanche matin devrait être, selon nous, un des jours de consultation, car c'est le seul jour dont puissent disposer souvent les clients de l'hôpital pour se faire utilement soigner.

Ce que M. le Professeur Fournier pense au sujet des réformes à faire dans les consultations externes

1. Amœdo. *De l'expertise médico-légale dans les cas d'infection post-opératoire.*

des hôpitaux pour assurer le traitement prophylactique de la syphilis nous paraît se rapporter si parfaitement à toutes les consultations externes dans les hôpitaux et particulièrement aux consultations des maladies de la bouche que nous nous permettons de reproduire quelques-uns des vœux émis dans la communication de notre distingué Professeur à la séance de l'Académie de Médecine du 14 novembre 1899.

« Je prétends que vos consultations dites gratuites dans les conditions où elles fonctionnent actuellement ne sont que des consultations payantes ou pour mieux dire payées et même payées très cher par les malades, tout au moins par les malades occupés, et c'est la quasi-totalité pour le public qui fréquente nos consultations d'hôpital ; elles leur coûtent, dis-je, ou bien une demi-journée, ou bien même une journée de leur travail.

Vous ne leur prenez pas d'argent, cela est vrai, mais vous leur prenez leur temps, ce qui revient au même pour des gens qui vivent de leur temps.

Or, qu'un malade ou qu'une malade, qu'un ouvrier ou une ouvrière (ce qui est le cas le plus usuel) veuille venir prendre une consultation à l'hôpital, cela lui coûte toute sa matinée. Il lui faut donc pour cela demander une permission au patron qui l'accordera bien une fois ou deux, mais qui la refusera une troisième comme les suivantes *a fortiori*. Et, en cas de refus, voici le dit malade contraint de perdre une demi-journée, que ne paiera pas le patron, voire une journée complète, si le patron (ce qui n'est pas rare, ne consent pas à accorder la demi-journée). C'est-à-dire comme résultat : Coût de la consultation équivalant au prix d'une demi-journée ou de la journée complète.

Chaque fois qu'un ouvrier ou qu'une ouvrière vient sans l'avis de son patron prendre une consultation à l'hôpital, cela lui revient en moyenne à tel ou tel prix suivant :

Pour une femme de 0.75 cent. à 2 et 3 fr.

Pour un homme de 2 à 4,5 et 6 fr.

Voilà certes, qui ressemble peu, on en conviendra, à des consultations gratuites, surtout pour les pauvres gens à qui on les présente comme telles. Elles sont de plus désobligeantes à plusieurs titres : affluence excessive de consultants et de consultantes; promiscuité parfois pénible ; entassement sur le même banc, au voisinage de gens visiblement affectés de maux divers dont l'aspect n'a rien de rassurant (lupus facial, gale, teigne, pelade, eczéma, scrofule, etc.) ; crainte bien naturelle de contracter par contagion quelqu'une de ces maladies ; et surtout, c'est là le grand point, attente, attente démesurément longue, se comptant par heures, attente impatiente, énervante, le plus souvent aussi onéreuse, comme je viens de le dire, etc.

Franchement, il y a bien dans tout cela de quoi décourager, écœurer et éloigner les moins délicats et les plus patients.

Aussi que de fois n'ai-je pas entendu mes malades exprimer leurs doléances à ce sujet de telle ou telle des façons que voici : « Venir à vos consultations, M. le Docteur, impossible ! Je n'ai pas les moyens de perdre ici deux ou trois heures : ou bien, j'ai bien assez de ce que j'ai sans venir ici gagner autre chose ».

« Tout d'abord, ces consultations doivent être multiples. Cela, en vue de remédier à ces imperfections, ces lacunes, ces défaillances du système actuel que j'ai relevées dans ce qui précède, et qui ont pour cause principale sinon unique, l'encombrement. »

« Ces policliniques doivent être disséminées, et dans la mesure du possible, régulièrement, systématiquement disséminées, c'est-à-dire réparties dans les quartiers de la capitale, de façon à éviter aux malades de longs déplacements et des pertes de temps préjudiciables ; elles auront lieu les dimanches et jours fériés à 8 heures du matin, cela pour la raison que ces jours-là sont jours de chômage, où la consultation ne coûtera rien aux malades et deviéndra alors ce que nous voulons qu'elle soit, à savoir véritablement gratuite. »

« A part le dimanche, ces consultations auront lieu le soir de 7 heures à 9 heures, ces mêmes gens pouvant y venir sans qu'il leur en coûte rien, la journée de l'ouvrier ou du petit employé se trouvant généralement finie vers 6 ou 7 heures de l'après-midi (1) ».

En plus de la salle d'opération au fauteuil, disposée comme nous l'avons indiqué précédemment, il sera indispensable de posséder une pièce spéciale pour pratiquer les opérations au chloroforme.

Cette salle contiendra tous les instruments nécessaires à l'antisepsie, un fauteuil réservé au chef de ser-

1. Fournier. *Bulletin de l'Académie de médecine*, 14 nov. 1899, p. 17.

vice pour les opérations délicates ou les démonstrations, une armoire à instruments ; un petit meuble à tiroir sera à la portée des opérateurs, des lavabos avec eau chaude et eau froide permettront de pratiquer l'asepsie la plus parfaite.

Une précaution qui nous paraîtrait indispensable serait de mettre pour chaque patient un linge sur la têtière. Les hôpitaux font une telle consommation de compresses que la légère augmentation de linge provenant du fait du service dentaire passerait inaperçue ; les malades seraient ainsi à l'abri des contaminations des maladies de peau et du cuir chevelu.

Autant que possible les services dentaires auront à leur disposition une installation électrique.

Il y a encore d'autres raisons qui militent en faveur de la transformation des services dentaires.

Dans certains de ces services se passent les examens exigés pour la délivrance du diplôme de chirurgien-dentiste. Il serait logique de réunir plus particulièrement dans ces services l'instrumentation nécessaire pour permettre aux candidats de pratiquer la plupart des opérations courantes et donner aux examinateurs la possibilité de se former une juste opinion. Ces services devraient en outre disposer d'une place suffisante pour permettre au personnel d'assurer la consultation comme à toute époque de l'année, pendant que les examens se passeraient dans une des autres salles.

Il est fâcheux d'obliger les malades à attendre indéfiniment, les jours d'examens, pour recevoir les soins qu'ils demandent et pour être souvent renvoyés à un autre jour, parce que tous les fauteuils et les instruments sont occupés par les patients des candidats.

Un laboratoire avec microscope, tubes à ensemencements pour permettre de pratiquer l'examen des tumeurs, du pus des abcès, serait aussi bien nécessaire.

Ce petit laboratoire annexé au service permettrait en outre de satisfaire à l'esprit de la loi qui a créé un examen comportant les « opérations préliminaires de la prothèse » et de s'assurer des connaissances micrographiques des candidats.

Nous croyons que chaque service pourrait posséder un certain nombre de formules imprimées, de gargarismes, eau dentifrice, collutoires, etc., etc., traitement mercuriel; quelques notions élémentaires d'hygiène buccale pourraient enfin y être utilement ajoutées et répandraient dans le peuple le souci des soins dentaires.

Une pièce serait placée entre la salle de consultation et la salle d'opération pour stériliser les instruments; on pourrait au besoin réserver cette salle aux opérations préliminaires de la prothèse.

Il n'y a pas lieu, pour l'administration, de se préoccuper actuellement d'organiser elle-même un service de prothèse. Il y a dans Paris suffisamment d'ateliers où les mécaniciens se feraient forts d'assurer la confection des appareils, au besoin sous le contrôle de l'administration, et deviendraient des fournisseurs, au même titre que les fournisseurs des services de chirurgie.

La principale réforme à faire, la seule qui soit importante et facile à réaliser, au point de vue des besoins de la prothèse, c'est que le chef de service de la consultation ait absolument le droit de faire un bon de prothèse au même titre que les titulaires des services de chirurgie ou de médecine font un bon de bas à varices ou d'un appareil prothétique, avec l'approbation de l'administration bien entendu.

Nous croyons d'ailleurs que la Société médicale des hôpitaux, s'est préoccupée de cette question et a rédigé un vœu dans ce sens qu'elle a présenté à l'administration supérieure.

La totalité des opérations préliminaires de prothèse ou de dentisterie opératoire pourrait se faire à l'hôpital.

Dans ce cas, le personnel de la consultation dentaire d'un hôpital se trouverait dans la situation d'un dentiste dont la clientèle n'est pas encore assez nombreuse pour lui permettre d'avoir chez lui un mécanicien pour faire ses pièces, ou qui, n'ayant point le temps de les exécuter, les donne à faire à un façonnier.

Il n'y aurait qu'à assimiler les services dentaires aux autres services ; le chef pourrait, sur bons contresignés du directeur de l'hôpital, faire faire par ses élèves des pièces destinées au personnel hospitalier et aux malades en traitement.

Nous ne verrions rien d'extraordinaire à ce que les bureaux de bienfaisance ne fassent le débours nécessaire pour fournir des pièces dentaires aux indigents chez lesquels le port d'un appareil serait reconnu indispensable.

Les élèves du service ne demanderaient certainement pas mieux que de s'occuper de ces opérations de prothèse, dont ils ne trouvent pas les éléments ailleurs.

« Il n'y a rien d'extraordinaire ni de mystérieux dans l'art dentaire en particulier, dit le Dr Cruet, et la prothèse qui semble tant préoccuper les médecins en est le côté le plus facile et le plus banal. »

Il n'y a donc point lieu de juger obligatoire de renvoyer un malheureux pour un redressement ou un appareil de prothèse. Dans le cours de nos études médicales, dans les différents services dentaires que nous avons suivis, nous avons maintes fois eu l'occasion de suivre des redressements qui ont été opérés avec plein succès, en particulier dans les hôpitaux de la Charité et de Saint-Antoine.

Il ne s'agirait point bien entendu de créer dans chaque hôpital une école dentaire au petit pied, mais de généraliser ce qui se fait actuellement à Saint-Louis, à la Charité, à l'Hôtel-Dieu.

L'Hôtel-Dieu est le seul hôpital qui régulièrement peut donner des pièces de prothèse. A Saint-Louis en usant il est vrai d'un subterfuge administratif, sur un bon signé du chef de service de chirurgie, on peut faire fabriquer des pièces de prothèse.

A la Charité, le chef de service fait faire dans son laboratoire particulier, les pièces qu'il juge indispensables.

Lorsqu'un variqueux a besoin d'un bas, un hernieux

d'un bandage, un amputé d'un pilon, sur bon du chef de service, on lui fournit l'appareil nécessaire.

Il n'y a qu'à opérer de même au point de vue des pièces de prothèse.

Ainsi que nous le disions tout à l'heure il y a dans Paris des mécaniciens qui se chargeraient volontiers de faire les pièces dont les empreintes et la mise en bouche seraient faites à l'hôpital.

Mais il n'y aurait point besoin, dans la majorité des cas, d'avoir recours à eux: les étudiants ou les jeunes docteurs attachés aux services dentaires seraient trop heureux de compléter leur éducation professionnelle par ces ressources.

Les chefs de service permettraient peut-être à leurs élèves de faire cuire chez eux les appareils dont les opérations préliminaires auraient été faites à l'hôpital.

Et ainsi se trouveraient conciliés à la fois, pour l'étudiant la faculté de s'initier à la pratique de l'art dentaire, pour l'indigent l'avantage d'avoir dans son quartier la possibilité de trouver à l'hôpital les soins nécessaires.

L'insuffisance d'un grand nombre de services hospitaliers, la quasi impossibilité dans laquelle se trouvent les dentistes des hôpitaux de donner aussi complètement qu'ils le voudraient aux malades les soins qu'ils réclament à l'hôpital, ont suggéré à quelques-uns de nos confrères la singulière idée de continuer dans des écoles dentaires privées des soins qu'ils auraient ébauchés ou commencés à l'hôpital.

« Ne pourrait-on faire marcher de front les services dentaires des hôpitaux et des écoles ? Faire collaborer les docteurs stomatologistes et les dentistes dans une œuvre commune d'Assistance et d'Enseignement. Nous sommes quelques-uns à l'avoir déjà fait et nous nous en félicitons, mais ce sont des cas isolés ; il faut que le principe en soit généralement admis.

L'assistance n'aura qu'à accorder des salles plus claires et des infirmiers qui ne soient pas en même temps chargés des bains. Les écoles feront le reste.

D'ailleurs en ce qui concerne les détails des services, nous sommes bien tranquilles, il y a chez « les stomatologistes » des hôpitaux et chez « les dentistes » des écoles, des administrateurs de tout premier ordre, qui auront vite fait d'établir une réglementation pour le plus grand bien des malades indigents et l'entière satisfaction des élèves. Le chef de service pourrait, par exemple, se faire aider non seulement de son assistant, mais encore d'un ou plusieurs démonstrateurs des Ecoles.

Celles-ci lui enverraient à chacune de ses consultations un groupe de leurs élèves ; ils assisteraient aux soins qui peuvent être faits rapidement et y contribueraient : quant aux malades indigents devant subir des soins longs et minutieux, ils leur seraient confiés dans leurs Ecoles. Ces soins terminés seraient contrôlés à l'hôpital. De cette façon le service y gagnerait en intérêt pour le chef, ses assistants et ses élèves et l'administration aurait fait, sans bourse délier, œuvre très utile pour ses indigents.

Par suite de cette collaboration, les soins seraient aussi rapides que possible et complets, les pauvres gens finiraient par comprendre toute l'importance et y recourraient en foule, appréciant et répandant autour d'eux, des notions d'hygiène buccale, encore trop ignorées malheureusement (1) ».

La combinaison singulière, qui consisterait à soigner les malades qui se présentent aux consultations hospitalières, à la fois à l'hôpital et dans les écoles dentaires, et de les faire aller de l'un à l'autre, procède uniquement de l'idée fixe de ces dernières de s'introduire, par des moyens détournés et sous prétexte de philanthropie, dans les services où elles n'ont pas accès. Ceux qui font de semblables propositions, à l'encontre même de leurs prérogatives, n'oublient qu'une chose, c'est que les malades, qui viennent à l'hôpital, souvent même en sortant des écoles, veulent être soignés à l'hôpital, qu'ils y viennent sous les garanties morales et scientifiques qu'offre le personnel hospitalier et que le chef de service qui les détournerait de ces soins pour les leur offrir ailleurs, là où ces garanties n'existent pas et ne sont plus sous le contrôle d'une administration publique, commettrait un véritable abus de confiance. Les malades ne sont pas des objets dont nous puissions user à notre gré ; les fonctionnaires de l'hôpital leur doivent les soins là où ils viennent les réclamer et nulle part ailleurs. Cette simple considération suffit pour écarter d'ailleurs la question de compétence et réduire à néant ces espérances injustifiées.

1. Frey. *France médicale.*

Cette singulière manière, du reste, de se débarrasser des malades de l'hôpital, serait le plus sûr moyen d'éviter les réformes des services et de se priver de l'ennui d'adresser à l'administration des réclamations justifiées.

Cette façon de procéder ressemblerait beaucoup à celle, qui, pour l'Etat, consisterait à envoyer ses élèves dans les écoles privées, sous prétexte que les Etablissements universitaires sont insuffisamment installés et ont une organisation médiocre.

Il est certain que ce serait là une solution avantageuse pour les écoles dentaires qui verraient ainsi augmenter leur clientèle.

Mais la question ne serait point pourtant résolue pour cela. Les partisans de cette idée s'en remettent toujours aux soins des écoles dentaires pour les traitements délicats ou prolongés ; il n'est pas besoin d'insister beaucoup sur les inconvénients d'une telle pratique.

Alors qu'à notre époque, il y a une tendance générale à la décentralisation hospitalière, alors qu'on veut supprimer l'Hôtel-Dieu, que l'on a modifié le bureau central, on voudrait obliger les clients des hôpitaux à exécuter dans Paris de longues marches pour aller se faire traiter une dent dans une des trois écoles dentaires ! !

Le but cherché ne serait donc point atteint, puisqu'on réserverait les soins de bouche à ceux qui disposeraient d une certaine partie de leur temps pour suivre un traitement.

Il serait facile, comme nous avons essayé de le montrer, d'assurer à l'hôpital le service d'une façon complète à la consultation dentaire, de concilier à la fois les intérêts des malades et les moyens pour les étudiants et les docteurs de s'initier à la stomatologie.

La faculté pourrait compléter cet enseignement pratique de l'hôpital par un cours de stomatologie ; ces éléments d'instructions seraient suffisants pour donner aux docteurs en médecine les connaissances nécessaires à l'exercice de l'art dentaire.

Nous reconnaissons volontiers que les réformes et les améliorations que nous demandons ne peuvent se faire en un jour ; nous reconnaissons les difficultés multiples et surtout budgétaires que l'administration rencontre à chaque pas devant elle, nous avouons que nous devons reconnaître que la création des services dentaires est encore relativement récente, que beaucoup a été fait déjà, puisque nous avons montré que dans deux hôpitaux au moins, existe une organisation presque parfaite des services, au point de vue des locaux et de l'installation ; mais il doit bien nous être permis d'exprimer le désir que cette organisation meilleure soit appliquée et le plus rapidement possible à un plus grand nombre de services, car il ne doit pas y avoir de malades privilégiés.

CHAPITRE VI

Conclusions.

Maintenant que nous avons achevé l'étude que nous nous étions proposée, que nous avons esquissé rapidement et fait connaître dans ses grandes lignes le fonctionnement des services dentaires dans les hôpitaux, une conclusion s'impose. Si nous voulions prendre pour modèle ce personnage de Voltaire qui représente à lui seul toute la philosophie optimiste, il nous suffirait de dire avec lui : Tout est pour le mieux dans le meilleur des mondes ; mais ceci ne cadrerait guère avec notre exposition et surtout avec la réalité. Nous ferions preuve d'une faiblesse ou d'une urbanité exagérée et hors de raison.

Pendant tout le cours de ce travail, nous nous sommes efforcé d'exposer la situation avec la plus grande impartialité, ne nous appuyant que sur nos impressions personnelles, sur les avis et les renseignements fournis par des hommes dont la science et la compétence en la matière sont hors de doute, sur des documents dont la matérialité et l'authenticité sont indiscutables. Cette étude nous a entraîné à proposer dans ce modeste travail les principales réformes que nous croyons utiles, nous pourrions même dire nécessaires et urgentes. N'est-ce pas laisser entrevoir implicitement que le service dentaire dans les hôpitaux est défectueux ? défectueux pour l'indigent, défectueux pour le praticien, défectueux pour la science même et pour le progrès.

Nous ne voudrions certes pas mériter le reproche d'exagérer à dessein et de parti pris la situation et de peindre, sous les couleurs les plus sombres, un service dont l'avenir semble se montrer si brillant. Nous nous sommes plu à signaler les très remarquables efforts qui ont été faits par l'administration pour améliorer les services des Docteurs Pietkiewicz et Combe, améliorations qui déterminent un louable acheminement dans la voie du progrès.

Si la stomatologie retardée par l'impedimentum de la loi de 1892, qui ne peut être à notre avis qu'une loi de transition, n'est point encore l'égale des autres spécialités médicales devant l'administration et l'opinion publique, nous pouvons du moins affirmer que le monde scientifique en a déjà reconnu l'utilité et l'étendue.

Le dernier congrès de médecine a été une indication pour l'avenir. En lui accordant une place dans son sein, il l'a consacrée et la reconnaissance officielle de la stomatologie est actuellement un fait accompli.

Nous ne doutons pas que placée sous l'égide de la science, représentée par des hommes consciencieux et instruits, elle ne devienne ce qu'elle aurait toujours dû être, c'est-à-dire un des démembrements de l'art de guérir.

Le stomatologsite a chassé le charlatan comme le médecin a tué l'empirique, le chirurgien détruit le rebouteur.

Pour résumer le plus brièvement possible les desiderata à obtenir pour les services dentaires hospitaliers, nous croyons devoir poser les conclusions suivantes :

1° *Personnel.*

Nomination des chefs de service au concours sur épreuves.

(Seront admis à concourir seuls les docteurs en médecine jusqu'à l'âge de 40 ans).

Adjonction d'assistants au chef de service, d'élèves, externes et stagiaires inscrits comme étudiants en médecine.

Personnel d'infirmiers attaché spécialement au service.

2° *Installation.*

Locaux isolés, suffisants, uniquement destinés à la consultation dentaire. Amélioration urgente des services consacrés aux examens.

3° *Instrumentation.*

Instrumentation et installation réunissant toutes les conditions du confort moderne et de l'antisepsie la plus rigoureuse.

4° Fonctionnement.

Trois consultations par semaine au minimum.

Tous les soins du traitement et de prothèse compatibles avec les ressources administratives.

Droit pour les chefs de signer des bons pour la fabrication des appareils.

L. BOYER, imp. de la Faculté de médecine, 15, rue Racine, Paris.